# Einfach besser essen

Dr. Michaela Axt-Gadermann
Prof. Dr. Peter Axt
Sylvia Schmitt

# Einfach besser essen

Die Ernährungsformel für Gesundheit und Leistungsfähigkeit

Mit großem Rezeptteil

HERBiG

Besuchen Sie uns im Internet unter
www.herbig-verlag.de


Schutzumschlaggestaltung: Wolfgang Heinzel
unter Verwendung zweier Fotos von Stockfood, München
Lektorat: Gabriele Berding
Herstellung und Satz: VerlagsService Dr. Helmut Neuberger
& Karl Schaumann GmbH, Heimstetten
Gesetzt aus der 10,75/15 Punkt Adobe Garamond
Druck und Binden: Print Consult, Grünwald b. München
Printed in Slovakia
ISBN 978-3-7766-2515-8

# Inhalt

## Besser-Esser-Nahrungsmittel mit besonderer Wirkung 66



## Besser-Esser-Getränke mit besonderer Wirkung 76

# Einleitung

Jedes Jahr nehmen sich Millionen Deutsche vor, auf ihre Gesundheit zu achten und etwas für ihre Figur zu tun. Und jedes Jahr scheitern die meisten an ihren guten Vorsätzen. Kein Wunder, denn nichts ist schwerer, als sich von lieb gewonnenen Lebens- und Ernährungsgewohnheiten zu verabschieden.
Deshalb haben wir ein »Besser-Esser-Konzept« entwickelt, bei dem man »gar nicht merkt«, dass man sich plötzlich gesünder und besser ernährt. Da die Umstellung auf eine gesündere Lebens- und Ernährungsweise im Alltag zunächst kaum auffällt, ist die Gefahr zu scheitern gering.

In unseren Büchern »Die Kunst, länger zu leben«, »Vom Glück der Faulheit« und »Skin Food« haben wir schon einige Aspekte des »besseren Essens« besprochen. Unsere Leser haben aber wiederholt nach konkreten Rezepten, in denen diese Prinzipien in die Praxis umgesetzt werden, gefragt.

Mit dem vorliegenden Buch erhalten Sie nun, liebe Leserinnen und Leser, begründete Argumente für das Besser-Essen-Konzept. Außerdem haben wir für Sie viele Rezepte zusammengestellt, die wirklich alle, auch weniger ambitionierte Köchinnen und Köche, leicht nachkochen können und die sehr gut schmecken. Im Buch finden Sie darüber hinaus zahlreiche Besser-Esser-Tipps und Tabellen mit Nahrungsmitteln, die es Ihnen ermöglichen, auch nach eigenen Vorstellungen besser zu kochen.

Wenn Sie sich weitgehend an unsere Besser-Esser-Empfehlungen halten, bleiben Sie nicht nur länger fit, leistungsfähig und gesund, sondern können auch Ihr attraktives Äußeres lange erhalten.

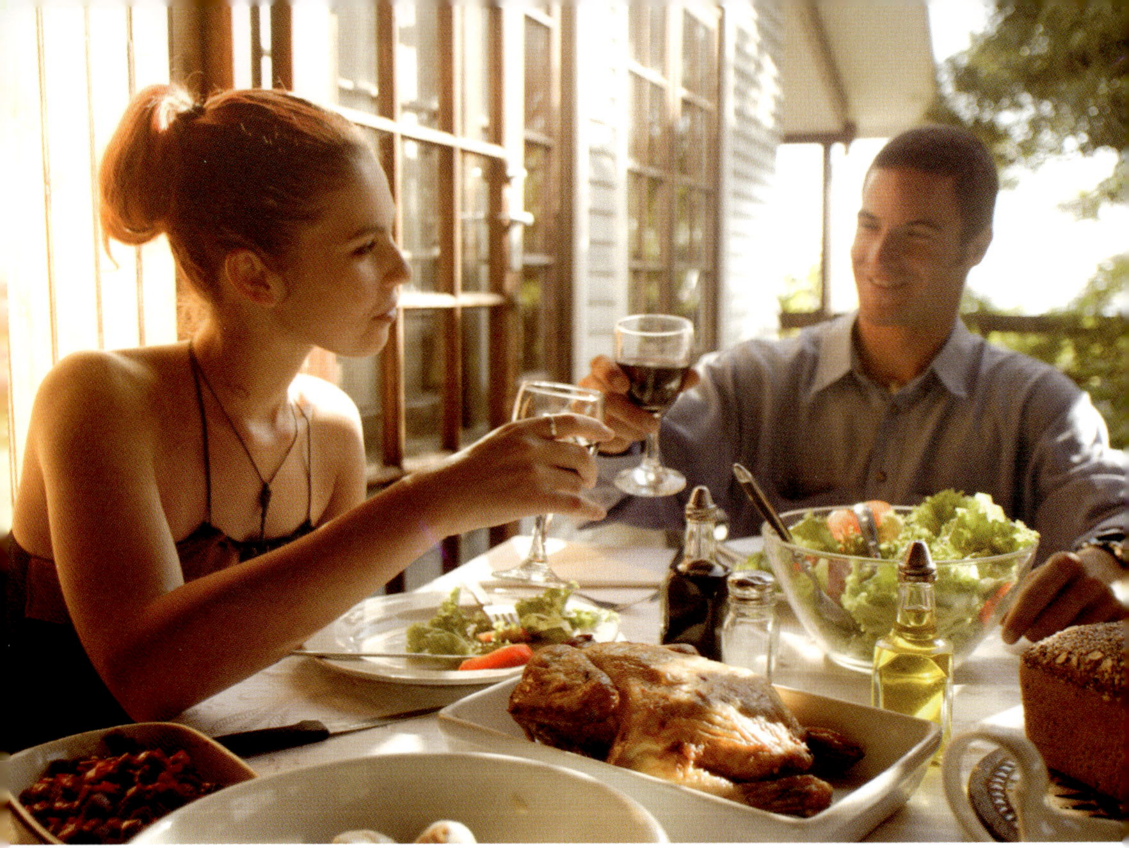

Bei unseren Empfehlungen soll der Genuss nicht zu kurz kommen. Darauf haben wir geachtet, denn: »A tavola non si invecchia mai« – »Während man die Tafelfreuden genießt, altert man nicht«, besagt bereits ein altes italienisches Sprichwort. In diesem Sinne wünschen wir Ihnen viel Freude beim Lesen unseres Buchs und beim Zubereiten der »Besser-Esser-Mahlzeiten«.

Genießen Sie das Essen und bleiben Sie länger jung!

## Das Fast-Food-Experiment oder der kurze Weg ins gesundheitliche Abseits

Die Meinungsforscher erkunden in regelmäßigen Abständen das Befinden der Menschen, ihre Hoffnungen und Wünsche. Seit Jahrzehnten steht der Wunsch nach Gesundheit und Vitalität in jedem Lebensalter ganz oben auf der Hitliste. Gesundheit und Vitalität – darin sind sich alle Wissenschaftler einig – hängen ganz entscheidend von unserem Lebensstil ab. Das, was wir essen, spielt dabei eine wichtige Rolle.
Doch fragen Sie einmal Freunde und Bekannte, ob sie sich regelmäßig gesund ernähren. Nur wenige werden diese Frage mit einem klaren und eindeutigen »Ja« beantworten können. Die meisten sind nämlich der Meinung, dass eine gesunde Ernährung sehr viel Zeit und Geld kostet, aufwendig und im Alltag schwer umzusetzen ist. Dabei ist es eigentlich ganz einfach, besser zu essen. Noch einfacher ist es allerdings, mit dem falschen Essen die Gesundheit in kürzester Zeit aufs Spiel zu setzen. Wissen Sie eigentlich, wie lange es dauert, bis ungesundes und einseitiges Essen uns krank macht, die Figur ruiniert und auch unsere Stimmung Richtung Nullpunkt bringt? Einige Monate, ein Jahr oder gar ein Jahrzehnt?

Der amerikanische Regisseur Morgan Spurlock ist dieser Frage auf den Grund gegangen. 30 Tage lang ernährte er sich ausschließlich mit den Gerichten einer großen Fast-Food-Kette und dokumentierte diesen Selbstversuch in dem Film »Super Size Me«.
Die Regeln für dieses Experiment lauteten:

- 30 Tage muss ausschließlich Fast Food gegessen werden, und zwar zum Frühstück, Mittagessen und Abendessen.
- Die großen »Super-Size-Menüs« werden nur bestellt, wenn sie vom Verkäufer angeboten werden – dann müssen sie aber auch verzehrt werden.
- Jedes Gericht auf der Karte muss mindestens einmal gegessen werden.
- Alle bestellten Mahlzeiten müssen aufgegessen werden.

Drei Ärzte untersuchten Spurlock während der 30 Tage, angeblich hatte keiner mit so dramatischen Veränderungen des Gesundheitszustandes in so kurzer Zeit gerechnet. Nach diesem Monat war der zuvor schlanke und sportliche Regisseur um Jahre gealtert und sein Gesundheitszustand hatte sich deutlich verschlechtert. In nur vier Wochen nahm er 25 Pfund an Gewicht zu und litt unter Kopfschmerzen und Depressionen. Leberwerte und Cholesterinspiegel stiegen vom optimalen in den krankhaften Bereich an. Zu Beginn des Selbstversuchs lag beispielsweise der Cholesterinspiegel bei sagenhaften 165 mg/dl, nach 30 Tagen bei bedenklichen 230 mg/dl.

Eine falsche Ernährung lässt uns offensichtlich schneller altern, als die meisten vermuten würden, und ebnet Krankheiten und nachlassender Leistungsfähigkeit den Weg. Natürlich ist das ein Experiment, das im Alltag kaum so durchgeführt werden dürfte. Doch auch unsere gewohnte mitteleuropäische Ernährung ist oft kein Gesundbrunnen. Deshalb lohnt sich ein Blick auf die kulinarischen Gewohnheiten anderer Länder mit einem deutlichen Gesundheitsplus.

## Warum man am Mittelmeer und in Asien so gesund lebt

Seit Jahrzehnten führen zwei Regionen der Erde die Statistik an, wenn es um Höchstwerte bei Lebenserwartung und Gesundheit geht. Besonders alt werden nämlich Menschen, die in asiatischen Ländern – allen voran Japan – leben oder in den Regionen rund ums Mittelmeer wohnen. Interessant ist, dass die Langlebigkeit scheinbar nicht in den Erbanlagen dieser Menschen verankert ist. Ziehen sie in andere Länder und nehmen die dortigen Lebens- und Ernährungsgewohnheiten an, so sinkt auch die Lebenserwartung und sogenannte »Zivilisationskrankheiten« nehmen zu. Solche Nachrichten interessieren natürlich Forscher, die mehr über die Gesundheits- und Ernährungsgeheimnisse dieser Nationen erfahren möchten. Sie fragen sich zum

Beispiel, wo der gemeinsame Nenner zwischen diesen scheinbar so unterschiedlichen Lebensstilen und Ernährungsweisen zu finden ist. Wir alle möchten ja gerne wissen, welches Nahrungsmittel das Wunderelixier enthält. Die Antwort ist zunächst ernüchternd: Keines! Zumindest keines alleine. Vielleicht sind Sie darüber jetzt enttäuscht, aber inzwischen konnte man eindeutig nachweisen, dass kein einzelnes Nahrungsmittel wie Olivenöl oder Sojamilch alleine für die gute Gesundheit und das hohe Lebensalter der Menschen in diesen Ländern verantwortlich ist. Das Geheimnis liegt wohl eher in der Gesamtkomposition dieser Ernährungsformen. Je stärker wir beispielsweise unsere mitteleuropäische Kost mit Elementen der mediterranen Ernährung anreichern, desto besser sind wir vor den typischen Zivilisationskrankheiten geschützt und desto größer sind die Chancen, lange zu leben – so das Ergebnis der Europäischen Studie zu Ernährungsgewohnheiten älterer Menschen. Dazu wurden 75 000 gesunde Männer und Frauen über 60, die aus neun europäischen Ländern stammen, zu ihrem Essverhalten befragt. Je nach Ernährungsweise erhielten die Probanden eine Punktzahl, die umso höher lag, je mehr Übereinstimmung mit der mediterranen Kost bestand. Interessant war, dass die Lebenserwartung mit zunehmender Punktezahl anstieg. Zwei »mediterrane Ernährungspunkte« mehr gingen jeweils mit einer um sieben Prozent geringeren Sterblichkeit einher. Einen entscheidenden Einfluss auf das Ergebnis hatten vor allem die verzehrten Gemüse- und Obstmengen und die Art der verwendeten Fette (British Medical Journal, April, 2005).
Der Einfluss der Mittelmeerküche auf unsere Ernährung ist inzwischen so gut abgesichert, dass bereits im Jahr 2000 das Kantonsspital Winterthur (Schweiz) als eine der ersten Kliniken die mediterrane Ernährung als offizielle Krankenhauskost eingeführt hat.

Doch es gibt noch andere Regionen der Erde, in der die Menschen besonders alt werden und sich dabei in jedem Lebensalter auch einer guten Gesundheit und Leistungsfähigkeit erfreuen, so zum Beispiel in Japan. Dort erreichen die Menschen weltweit das höchste Lebensalter, hier gibt es die meisten Hundertjährigen. Typische Zivilisationskrankheiten wie Alzheimer oder bestimmte Krebsarten treten nur selten auf. Auch Herzinfarkte haben Japaner kaum. In Deutschland bekommen jährlich etwa 300 000 Menschen einen Herzinfarkt – und das bei einer Gesamtbevölkerung von 82 Millionen Einwohnern. In Japan hingegen trifft diese Krankheit »nur« etwa 200 000 Menschen, obwohl die Gesamtbevölkerung mit 127 Millionen deutlich höher liegt (Quelle: www.ufop.de). Dieses deutlich niedrigere Krankheitsrisiko der Japaner ist auf den Verzehr von reichlich Fisch und Gemüse zurückzuführen.

Interessant ist dabei, dass die Ernährungsweise der Langlebigen, egal auf welchem Flecken der Erde sie anzutreffen sind, sich auffallend ähnelt. Die vitalen Senioren haben meist zeit ihres Lebens sehr viel Obst, Gemüse, Getreide und Hülsenfrüchte verzehrt und regelmäßig Fisch, aber nur selten Fleisch und anderes tierisches Eiweiß gegessen. Gewürzt wurde vor allem mit Kräutern, Salz verwendeten sie nur sparsam. Die Kost der Langlebigen ist nicht unbedingt fettarm, aber wenn Fette und Öle verwendet werden, sind es überwiegend pflanzliche Öle. In asiatischen Ländern stehen außerdem Sojaprodukte wie Tofu oder Sojamilch regelmäßig auf der Speisekarte.

## Unterschiedliche Kulturen, aber überraschend viele Gemeinsamkeiten beim Essen

Eine Kombination von mediterraner und asiatischer Kost wäre wohl die ideale Ernährung für alle Besser-Esser: lecker, abwechslungsreich und mit einem entscheidenden Gesundheitsplus.

Doch gibt es überhaupt eine »typische« mediterrane oder asiatische Küche? Immerhin grenzen ja 15 Länder an das Mittelmeer, deren Bewohner nicht alle gleich kochen. Asien hingegen ist der größte und bevölkerungsreichste

Kontinent – auch hier landet nicht in allen Töpfen das Gleiche. Was verbindet Pizza und Pasta mit Miso und Tofu? Erstaunlich viel. Es gibt zahlreiche Elemente, die in den verschiedenen asiatischen und mediterranen Küchen regelmäßig zu finden sind – und die in unserer üblichen Ernährung leider oft zu kurz kommen. Teilweise ähneln sich die Grundbausteine der beiden Küchen so sehr, dass man meinen könnte, man habe die Ernährungsweisen mithilfe unterschiedlicher Gewürze und Kräuter nur in die jeweils landestypische »Ess-Sprache« übersetzt. Denn bei beiden stehen Gemüse, Fisch und pflanzliche Öle im Mittelpunkt. Hülsenfrüchte und Kräuter spielen eine große, Fleisch, Butter und Süßspeisen hingegen nur eine untergeordnete Rolle.

- Obst, Gemüse und Salat: In der typischen mediterranen Küche kommt häufiger Obst, Gemüse und Salat auf den Teller als in der mitteleuropäischen. Während wir in Deutschland nur etwa 80 kg Gemüse jährlich knabbern, verzehren die Griechen in der gleichen Zeit fast 250 kg. In der asiatischen Ernährung nimmt Gemüse einen sehr hohen Stellenwert ein. Algen, das Gemüse aus dem Meer, und Sojabohnen gehören zu fast jedem Gericht. Oft beginnt der Tag schon mit einer Misosuppe, die neben Algen und Sojapaste auch Fisch enthält.
- Fisch: Der Eiweißbedarf wird in der italo-asiatischen Kost meist durch Fisch gedeckt. Der Verzehr von Fleisch beschränkt sich vor allem auf Geflügel. Fisch liefert die Fettsäuren, die uns Mitteleuropäern fehlen, nämlich Omega-3-Fettsäuren (Om-3-FS). Allein über die Bedeutung dieser Fettsäuren könnte man ein ganzes Buch schreiben. In Stichworten lässt sich sagen, dass eine gute Versorgung mit Omega-3-Fettsäuren das Risiko für Herz-Kreislauf-Krankheiten und Alzheimer-Demenz deutlich senkt, Entzündungen im Organismus lindert, die Gehirnentwicklung fördert und Falten vorbeugen kann. Angesichts des schützenden Fischkonsums in anderen Ländern müssen wir uns verstecken: 2003 wurden in Deutschland pro Kopf weniger als 15 kg Fisch gegessen. In den mediterranen Ländern verzehren die Einwohner fast das Doppelte: Italiener

genießen immerhin 26,2 kg, Franzosen 31,2 kg der Meeresbewohner. Außerhalb Europas liegen die Japaner weit vorne. Jeder Einwohner isst durchschnittlich 66,2 kg, in China sind es immerhin 25,4 kg. (Quelle: Deutsches Tiefkühlinstitut, Promar Int.)

- Hülsenfrüchte: Sojabohnen zählen zu den Grundnahrungsmitteln der Asiaten. Aus Soja werden unterschiedliche Produkte wie Sojasauce oder Tofu (Sojaquark) hergestellt. Neben einem hohen Gehalt an Ballaststoffen liefern Hülsenfrüchte und insbesondere Sojabohnen Pflanzenhormone, sogenannte Phytoöstrogene. Diese sorgen auch im Alter für feste Knochen, lindern Wechseljahrsbeschwerden, können aggressive freie Radikale unschädlich machen und erhöhen die Elastizität der Arterien. Während wir mit unserer europäischen Ernährung täglich etwa zwei bis drei mg Phytoöstrogene (die in Spuren auch in anderen Nahrungsmitteln wie Getreide enthalten sind) aufnehmen, enthält die asiatische Kost Tag für Tag zwischen 50 und 80 mg Pflanzenhormone.
- Pflanzliche Öle: Am Mittelmeer und in Asien besteht der größte Teil des Nahrungsfetts aus »gesunden Fetten«, die in Fischen (s. o.) und pflanzlichen Ölen wie Oliven-, Raps- oder Sojaöl enthalten sind. Unser Nahrungsfett stammt zum größten Teil aus Butter, Käse, Fleisch oder Wurst. Hierdurch nehmen wir vor allem gesättigte Fettsäuren auf, die – wenn sie im Übermaß verzehrt werden – mit Arterienverkalkung, Übergewicht und Herzbeschwerden in Verbindung gebracht werden.
- Frische Kräuter spielen in unsere Ernährung oft nur eine untergeordnete Rolle. Gewürzt werden unsere Gerichte häufig nur mit Salz, Pfeffer und Paprikapulver. Anders zum Beispiel im Mittelmeerraum. Ohne Thymian, Rosmarin, Basilikum, Salbei oder Knoblauch sind viele Gerichte gar nicht vorstellbar. In Asien hingegen geben Ingwer, Zitronengras oder Koriander den Ton in Sachen Geschmack an. Frische oder getrocknete Kräuter liefern wichtige Schutzstoffe, Vitamine und Antioxidantien in hoher Konzentration. Viele der mediterranen Kräuter haben zudem hormonähnliche Wirkung. Auch Knoblauch sollte –

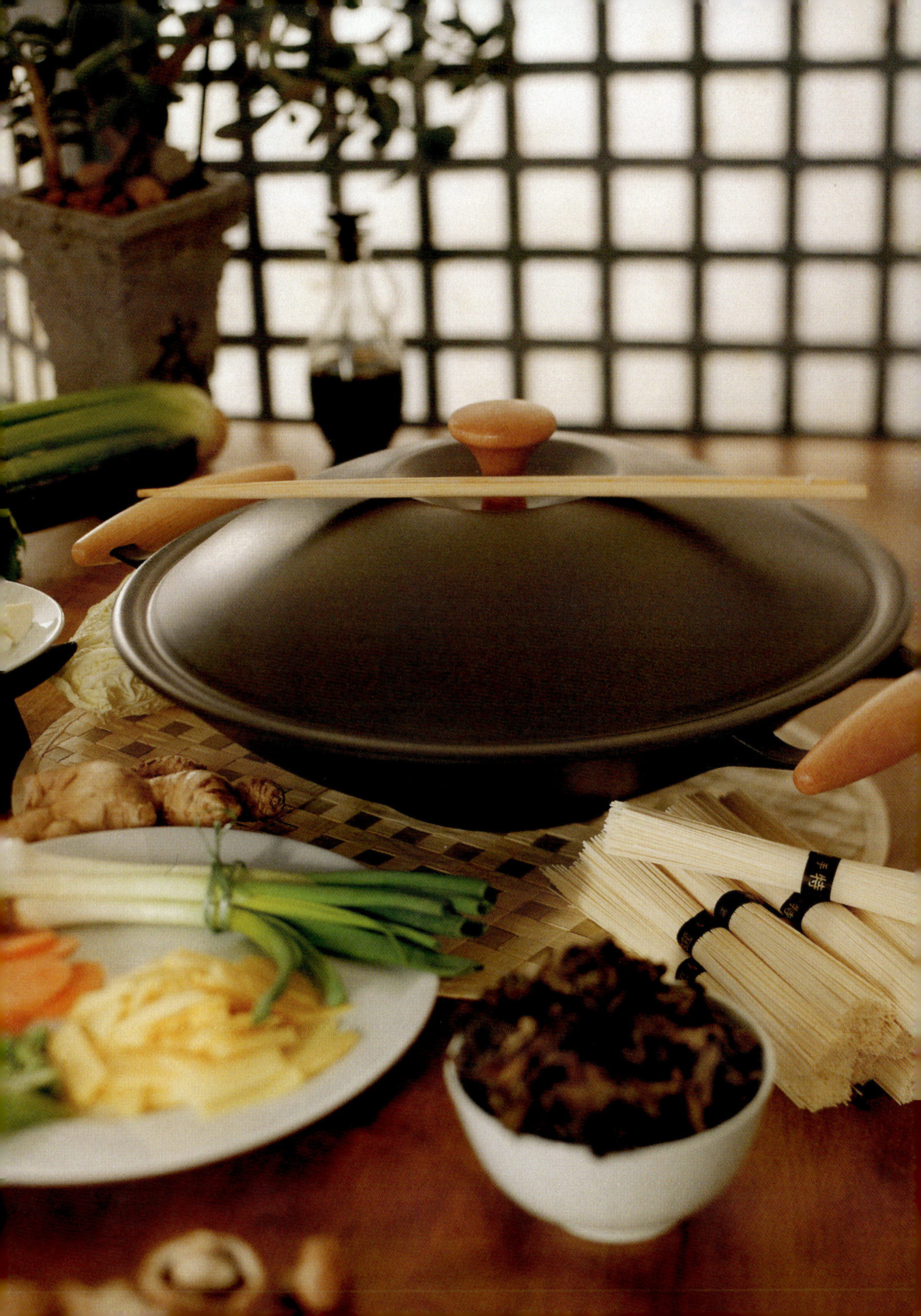

wenn er Ihnen schmeckt – in Ihrer Küche zukünftig nicht mehr fehlen. Neben einer desinfizierenden und blutverdünnenden Wirkung liefert die Knolle vor allem schwefelhaltige Eiweißverbindungen (die sind auch für den Geruch verantwortlich), die den Gluthationspiegel im Körper erhöhen. Warum das gut ist, können Sie auf S. 38/39 nachlesen.

- Bei uns beliebte Getränke wie die Limonade, Cola oder Kaffee in großen Mengen sind sicher nicht die Durstlöscher für Besser-Esser. Im Mittelmeerraum wird der Durst hingegen meist mit Wasser gelöscht, in Asien spielt Wasser neben Tee die Hauptrolle bei den Getränken. Besondere Bedeutung kommt sicher auch dem Rotwein zu. In Maßen – das bedeutet etwa 150 bis 250 ml täglich – liefert er wertvolle Antioxidantien, die vor freien Radikalen schützen, senkt das Risiko für Herz-Kreislauf-Krankheiten und geistigen Abbau.

Die mediterrane und die asiatische Kost haben vor allem vier Aspekte, die wichtig sind für Gesundheit, Fitness, Langlebigkeit und gutes Aussehen:

1. Sie liefern ausreichend Schutzstoffe, die unseren Organismus vor schädlichen Umwelteinflüssen bewahren und dadurch Zellschäden und vorzeitige Alterung verhindern bzw. reduzieren. Diese Schutzstoffe sind vor allem in Obst, Gemüse, Salat, Hülsenfrüchten und Kräutern enthalten. Die mediterrane und die asiatische Ernährung enthalten davon eine ganze Menge, während uns die mitteleuropäische Kost noch nicht einmal mit der Hälfte der notwendigen »Mindestmenge« an Pflanzenkost versorgt. Wir zeigen Ihnen Tricks, wie Sie ohne großen Aufwand den Schutzstoffgehalt Ihrer Nahrung vervielfachen können.
2. Sie enthalten einen hohen Anteil an hochwertigen Fetten (Omega-3-Fettsäuren, Ölsäuren). Diese »bremsen« Entzündungen, verdünnen das Blut und wirken als »Jungbrunnen«. Auch Sie können ganz einfach das Fettsäure-Verhältnis in Ihrem Essen optimieren.

3. Sie enthalten wenig Zucker und einfache Kohlenhydrate. Das hält den Spiegel des alt machenden Hormons Insulin niedrig und verhindert Heißhunger. Ohne auf Genuss beim Essen verzichten zu müssen, können Sie dieses Prinzip umsetzen.
4. Sie enthalten hormonartige Pflanzenstoffe (Phytohormone) in großen Mengen, die sinkende körpereigene Hormonspiegel annähernd ausgleichen können. Durch die richtige Auswahl von Getreide und Gemüse lässt sich der Phytohormongehalt der Nahrung anheben.

# Besser essen – auf die richtige Wahl der Nahrungsmittel kommt es an

# Der Irrtum mit dem Fett

## Essen Sie mehr Fett

Es gibt ein Vorurteil, das nur schwer aus der Welt zu schaffen ist. Die Vorstellung: Fett ist ungesund und macht dick. Diese Meinung wird von der Industrie gepflegt, denn mit fettarmen Produkten lassen sich gute Geschäfte machen. Doch der Verzicht auf Fett löst weder die Figur- noch die Gesundheitsprobleme unserer Zeit. So ist in den USA der Fettkonsum durch den vermehrten Verzehr von sogenannten »Light-Produkten« in den letzten 20 Jahren um mehr als 20 Prozent zurückgegangen. Im gleichen Zeitraum haben jedoch Herz-Kreislauf-Erkrankungen und Gewichtsprobleme deutlich zugenommen.

Eine ähnliche Entwicklung kann man auch in anderen Ländern feststellen: Je weniger Fett verzehrt wird, desto dicker werden die Bäuche und desto häufiger treten Zivilisationskrankheiten auf. Diese Entwicklung ist grundfalsch, denn Fett ist ein lebenswichtiger Bestandteil unserer Ernährung. Fettsäuren spielen eine wichtige Rolle beim Aufbau von Zellmembranen, bei der Bildung von Hormonen und Botenstoffen und beim Transport fettlöslicher Vitamine. Nicht zuletzt ist Fett in jedem Gericht ein wichtiger Geschmacksträger.

Bereits vor 70 Jahren fiel dem britischen Biochemiker Dr. Hugh Sinclair auf, dass Eskimos extrem selten unter Herz-Kreislauf-Erkrankungen litten, obwohl sie sich hauptsächlich von tranigem Walfischspeck, fettem Fisch und Seehundfleisch ernährten und kaum frisches Obst oder Gemüse zu sich nahmen. Sinclair vermutete bereits damals, dass der Fisch Substanzen enthält, die dem Herz gut tun. Doch die Bedeutung der Fischöle erkannte man erst deutlich später. Bei Reihenuntersuchungen in Grönland fiel auf, dass die dort lebenden Inuit weltweit die niedrigsten Werte an

»schlechtem« Cholesterin (LDL) sowie die geringste Herzinfarktrate aufwiesen.

## Machen Sie rechtzeitig einen »Ölwechsel«

Prinzipiell essen wir nicht zu viel Fett, sondern wir essen zu viel vom falschen und zu wenig vom richtigen Fett. Denn nicht jedes Fett ist schlecht und schädlich. Ganz im Gegenteil: Fett kann ein richtiger Kraft- und Powerstoff für unseren Körper sein. Und inzwischen weiß man auch, dass für die Entstehung mancher Alters- und Zivilisationskrankheiten nicht zu viel Fett, sondern eine Unterversorgung mit den richtigen Fettsäuren verantwortlich ist.

In unseren Regionen herrscht ein deutlicher und von Ärzten und Wissenschaftlern anerkannter Mangel an Omega-3-Fettsäuren.

Im Übermaß sind in unserer typischen mitteleuropäischen Ernährung vor allem gesättigte Fettsäuren tierischen Ursprungs enthalten.

Und das ist problematisch. Wir zerstören dadurch das ausgewogene Fettsäureverhältnis in unserem Körper.

**Gesättigte Fettsäuren** sind nicht nur in Fleisch und Wurst enthalten, sondern verstecken sich auch in Käse, Butter und fetten Milchprodukten. Im Übermaß verzehrt, begünstigen sie bekanntermaßen Herz-Kreislauf-Erkrankungen, beschleunigen Alterungsvorgänge, fördern Entzündungen und Arterienverkalkung und werden sogar mit der Entstehung der Alzheimer-Erkrankung in Verbindung gebracht. Unsere Rezepte enthalten einen sehr niedrigen Anteil an diesen schädlichen Fetten.

**Einfach ungesättigte Fettsäuren,** wie sie z. B. in Oliven- und Rapsöl vorkommen, können den Cholesterinspiegel senken und sind gut für unser Herz.

Sehr wichtig für Gesundheit, Jugendlichkeit und Wohlbefinden ist die Grup-

**Wirkungsweise der Omega-3- und Omega-6-Fettsäuren im Organismus**

| Omega-3-Fettsäuren | Omega-6-Fettsäuren |
|---|---|
| *Hemmen Entzündungen* | *Fördern Entzündungen* |
| *Verhindern Blutverklumpungen* | *Fördern Blutverklumpungen,* |
| *Wichtig für Gerinnung* | |
| *Verbessern die Durchblutung, wirken gefäßerweiternd* | *Beeinträchtigen die Durchblutung, wirken gefäßverengend* |
| *Stärken die Abwehrfunktionen* | *Blockieren Abwehrreaktionen* |
| *Wirken schmerzlindernd* | *Fördern Schmerzen* |

pe der sogenannten »**mehrfach ungesättigten Fettsäuren**«. Sie werden in zwei Gruppen unterteilt: Omega-3- und Omega-6-Fettsäuren.

*Omega-3-Fettsäuren* sind vor allem in fetten Fischsorten wie Makrele, Lachs, Hering und Thunfisch sowie in Raps-, Lein-, Walnussöl und Nüssen enthalten. Sie schützen die Gefäße, verdünnen das Blut, verhindern Thrombosen, reduzieren Entzündungen und verzögern Alterserscheinungen. Kommt regelmäßig Omega-3-Fettsäure-reicher Fisch auf den Tisch, steigt beispielsweise die Wahrscheinlichkeit, bis ins hohe Alter geistig fit und leistungsfähig zu bleiben. Barberger-Gateau und Mitarbeiter stellten im Rahmen einer Untersuchung, an der mehr als 1600 Personen teilnahmen, fest, dass bereits eine Fischmahlzeit pro Woche das Risiko für geistigen Abbau im Alter um ein Drittel senken kann. Zurückgeführt wird die günstige Wirkung auf den hohen Gehalt an ungesättigten Fettsäuren mit einem hohen Anteil an Omega-3-Fettsäuren. Diese schützen die Gefäße, indem sie Entzündungsprozesse im Gehirn unterdrücken, und sie spielen auch bei der Regeneration von Nervenzellen eine wichtige Rolle (Barberger-Gateau, 2002). Der regelmäßige hohe Konsum von gesättigten tierischen Fetten begünstigt dagegen,

| Fische mit hohem Gehalt an Omega-3-Fettsäuren | |
|---|---|
| **Fisch** | **Omega-3-Fettsäure g/100 g** |
| *Makrele* | *2,7* |
| *Lachs* | *1,8* |
| *Hering* | *1,7* |
| *Thunfisch* | *1,6* |
| *Sardine* | *1,3* |

so das Ergebnis einer Studie von Martha Clare Morris vom Rush Presbyterian Medical Center in Chicago, die Entwicklung einer Demenz im höheren Alter (Morris, 2003).

*Omega-6-Fettsäuren* kommen vor allem in Distel-, Sonnenblumen-, Maisöl und Margarine vor. Diese Öle wurden in der Vergangenheit für besonders gesund gehalten und die häufige Verwendung empfohlen. Heute wissen wir, dass Omega-6-Fettsäuren in unserer Nahrung im Überschuss vorhanden sind. Viele Menschen nehmen 20- bis 25-mal mehr Omega-6- als Omega-3-Fettsäuren mit der Nahrung auf. Ein Überschuss an Omega-6-Fettsäuren und ein Mangel an Omega-3-Fettsäuren fördern nicht nur Entzündungen und erhöhen das Risiko für Herz-Kreislauf-Erkrankungen und Blutverklumpungen, sondern werden auch für den geistigen Abbau im Alter verantwortlich gemacht.

Allgemein wird deshalb eine Erhöhung der Omega-3-Fettsäuren in der Nahrung empfohlen. Wenn Sie lange jung und fit bleiben möchten, sollte in Ihrer Ernährung das Verhältnis von Omega-6- zu Omega-3-Fettsäuren 5:1 bis maximal 8:1 betragen. Bereits durch Austausch der im Haushalt häufig verwendeten Sonnenblumen-Margarine sowie Distel-, Sonnenblumen- oder Maisöl gegen Raps-, Oliven-, Lein- oder Nussöl kann das Verhältnis optimiert werden. Darüber hinaus sollten Sie mehrmals wöchentlich Fisch mit einem hohen Omega-3-Fettsäuregehalt zu sich nehmen. In unseren Rezepten haben wir auf ein besonders günstiges Verhältnis zwischen Omega-6- und Omega-3-Fettsäuren geachtet.

**Omega-6- und Omega-3-Fettsäuren in Pflanzenölen (Alle Angaben in g pro 100g Lebensmittel)**

| Pflanzenöle | Omega 6 | Omega 3 | Omega 6 : Omega 3 |
|---|---|---|---|
| *Distelöl* | *73,9* | *0,5* | *148:1* |
| *Traubenkernöl* | *69,2* | *0,5* | *138:1* |
| *Sonnenblumenöl* | *61,0* | *0,5* | *122:1* |
| *Margarine, Linolsäure >50%* | *41,1* | *0,5* | *82:1* |
| *Sesamöl* | *41,4* | *0,7* | *59:1* |
| *Maiskeimöl* | *54,3* | *1,0* | *54:1* |
| *Erdnussöl* | *25,8* | *0,8* | *32:1* |
| *Olivenöl* | *8,6* | *0,8* | *11:1* |
| *Weizenkeimöl* | *54,2* | *7,1* | *8:1* |
| *Sojaöl* | *49,5* | *7,0* | *7:1* |
| *Walnussöl* | *57,3* | *10,1* | *6:1* |
| *Rapsöl* | *20,4* | *9,3* | *2:1* |
| *Hanföl* | *60,3* | *20,2* | *3:1* |
| *Leinöl* | *15,1* | *61,5* | *1:4* |

*Quelle: Mod. nach: Ernährungs-Informations-System der Uni Hohenheim, 2005*

Und keine Angst: Eine Erhöhung des Fettanteils in der Nahrung durch Fisch und pflanzliche Öle macht nicht dick. Ganz im Gegenteil. Untersuchungen haben gezeigt, dass diese Fettsäuren länger satt machen und somit eine Gewichtsabnahme unterstützen.

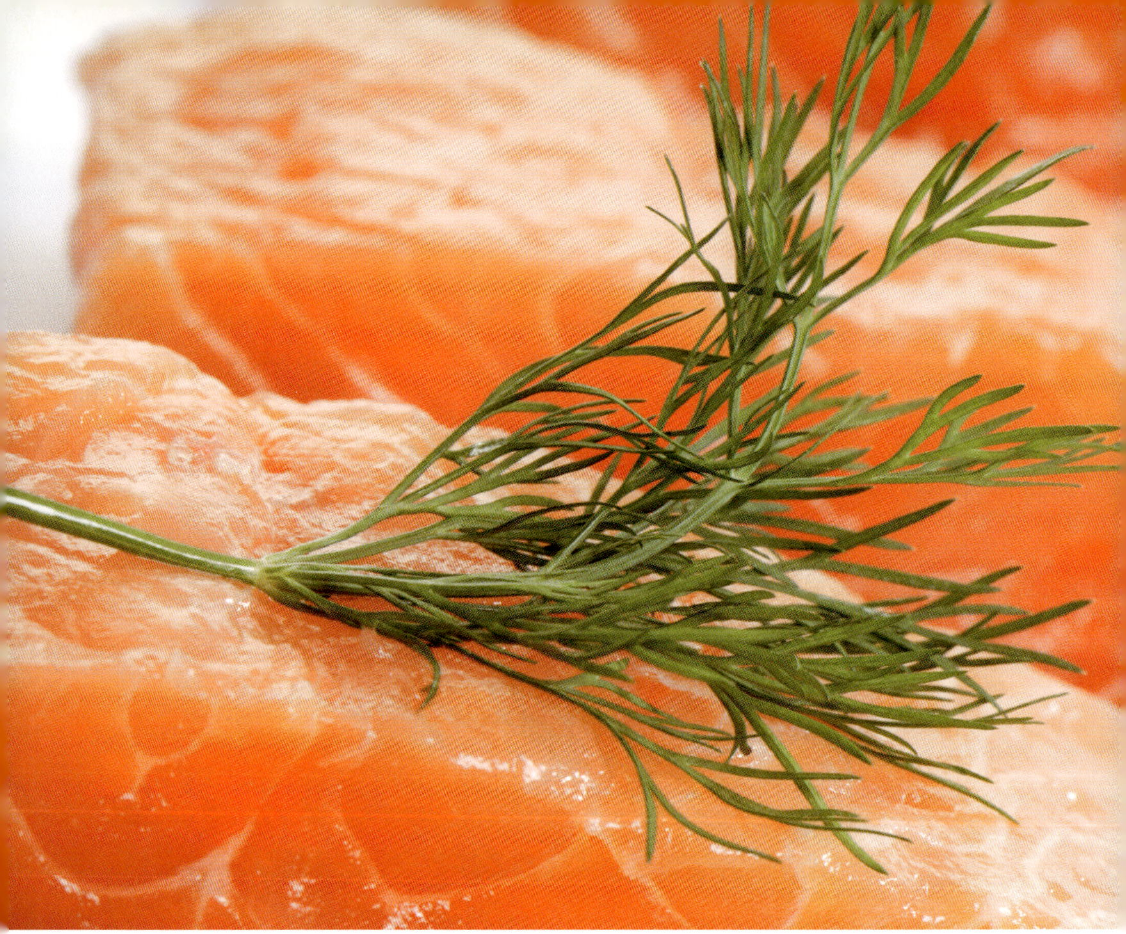

## Besser-Esser sollten eine Ölbar haben

Wenn Sie besser essen wollen, benötigen Sie – wie Sie jetzt wissen – ausreichend Fett. Sie müssen nur darauf achten, dass es die richtigen Fettsäuren sind. Das ist aber nicht schwer und lässt sich in der Küche auch leicht umsetzen. Ein gutes Pflanzenöl ist in jeder Gesundheits- und Fitnessküche unverzichtbar. Da jedes Öl eine andere Fettsäurezusammensetzung liefert, ist ein Mix verschiedener Öle ideal. Stellen Sie sich deshalb eine Ölbar zusammen, mit der Sie in der Küche alle Speisen anbraten und Salatsaucen zubereiten können. Mit einem kaltgepressten Olivenöl, einem hochwertigen Walnussöl und einem guten Rapsöl ist Ihre »Ölbar« bereits gut bestückt.

**Die Ölbar**

***Rapsöl***

Rapsöl ist hitzestabil bis mindestens 160 Grad und eignet sich deshalb bestens zum Anbraten von Fleisch, Fisch und Gemüse. Rapsöl ist auch das ideale Öl für Fondues. Beim Backen können Sie statt des festen Fetts, wie Butter oder Margarine, das meist zu viele gesättigte Fettsäuren enthält, auch Rapsöl verwenden. Bei Hefeteilen können Sie die Menge des festen Fetts durch Rapsöl ersetzen. Nehmen Sie dann aber nur 80% der angegebenen Menge.

***Olivenöl***

Olivenöl gibt es in den drei Güteklassen:

- Natives Olivenöl extra
- Natives Olivenöl
- Olivenöl

Als Besser-Esser sollten Sie – nicht nur wegen des edleren Geschmacks, sondern auch wegen der besseren Qualität – ausschließlich das native Olivenöl extra verwenden. Olivenöl können Sie ebenso zum Braten, Schmoren und Garen bis 160 Grad Celsius verwenden wie auch zur Verfeinerung von Salatdressings und GemüseSaucen.

***Walnussöl***

Mit Walnussöl lassen sich alle Salate und Saucen veredeln. Da längeres Erhitzen die wertvollen Inhaltsstoffe zerstört, sollten Sie Walnussöl nur für kalte Gerichte oder warme Saucen, nicht aber zum Anbraten verwenden.

## Fettsäuren, die Sie gesünder machen

### Fischöl aus fettem Fisch

*Wirkung* Senkt Risiko für Herzinfarkt, Arterienverkalkung; wichtig für Schwangere und Stillende, da diese Fette für die Gehirnentwicklung des Kindes notwendig sind.

*Bedarf* Zweimal wöchentlich fetten Fisch oder täglich 2–4 Gramm Fischöl aus Kapseln
*Worin enthalten* Vor allem in fetten Fischen wie Lachs, Thunfisch, Hering, Makrele
*Sonstiges* Fischöl hat einen unangenehmen Geruch und kann zu fischigem Aufstoßen führen. Kapseln deshalb abends oder vor oder mit dem Essen einnehmen.
*Produkte* Ameu® 500 mg, Biomol omega-3, Omacor®

**Alpha-Linolensäure aus Leinsamen**
*Wirkung* Die wichtigste Fettsäure des Leinöls, die Alpha-Linolensäure (ALA), zählt ebenfalls zu den Omega-3-Fettsäuren. Eine ausreichende Versorgung verringert bei Ausdauersportlern Leistungsabfall und die Gefahr von Herzrhythmusstörungen, da Zellmembranen im Skelett- und Herzmuskel stabilisiert werden. Fördert Bildung körpereigener entzündungshemmender Substanzen (Eicosapentaensäure) und wirkt sich günstig auf alle Entzündungsvorgänge im Körper aus. Laut Bayerischem Landesamt für Gesundheit und Lebensmittelsicherheit »die wichtigste Fettsäure für die Entzündungshemmung«. Wirksamkeit bei Gelenkentzündung, Schuppenflechte, Rheuma und Wundheilungsstörungen nachgewiesen.
*Bedarf* Die Deutsche Gesellschaft für Ernährung empfiehlt die tägliche Einnahme von 1000 mg Alpha-Linolensäure. Sollen damit z. B. Rheumaschmerzen oder Schuppenflechte gebessert werden, muss diese Menge täglich über einen Zeitraum von vier Wochen eingenommen werden.
*Worin enthalten* Leinsamen, Leinöl
*Sonstiges* Nach Expertenmeinung reicht normales Leinöl nicht aus, um einen deutlichen entzündungshemmenden Effekt zu erzielen. Untersuchungen haben gezeigt, dass der Hauptwirkstoff des Leinöls, die Alpha-Linolensäure, nur in hochgereinigtem Leinöl stabil bleibt, in dem handelsüblichen Leinöl aber innerhalb kürzester Zeit – selbst in gut verschlossenen Flaschen – oxidiert und damit die entzündungshemmende Wirkung einbüßt. Leinöl,

das seine entzündungshemmende Wirkung bereits eingebüßt hat, erkennt man am bitteren Geschmack. Deshalb nur eine kleine Menge möglichst frisch gemahlenen Leinöls kaufen und bald verbrauchen.
*Produkte* Companion® alpha-Linolensäure Entzündungsschutz, Alpha-Linolensäure Dr. Bosshammer

**Ölsäure aus Olivenöl**
*Wirkung* Günstiger Einfluss auf Cholesterinspiegel (erhöht HDL-, senkt LDL-Werte), senkt Risiko für Herzinfarkt, Schlaganfall und Arterienverkalkung. Unterstützt Gewichtsreduktion. Möglicherweise krebsschützende Wirkung: US-Forscher stellten fest, dass Ölsäure die Aktivität krebserregender Gene in den Körperzellen bremst.
*Bedarf* Mindestens 1 Esslöffel täglich
*Worin enthalten* Olivenöl, Rapsöl, Oliven, Avocados, Macadamianüsse
*Sonstiges* Das gesundheitlich wertvollste Olivenöl erkennt man an dem Hinweis »Natives Olivenöl extra«, »extra kaltgepresst«, »extra vergine« oder »extra vierge«.
*Produkte* Bertolli Olivenöl-Brotaufstrich, Rapsöl-Margarine

**Gamma-Linolensäure aus Hanf- und Nachtkerzenöl**
*Wirkung* Die Gamma-Linolensäure (GLS) wirkt sich günstig auf Ekzeme und Juckreiz bei Neurodermitis und anderen Hautkrankheiten aus. GLS ist wichtig für das Abwehr- und Barrieresystem der Haut, für die Produktion von Hautfetten und die Fähigkeit der Haut, Feuchtigkeit zu binden. Bei gesunden Menschen werden Fettsäuren aus der Nahrung wie z.B. Linolsäure durch Enzyme in Gamma-Linolensäure (GLS) umgewandelt. Bei Neurodermitikern ist dieser Umwandlungsprozess blockiert, in den Hautzellen entsteht ein Mangel an GLS. Um die Schutz- und Barrierefunktion der Haut wiederherzustellen, muss die Zufuhr an Gamma-Linolensäure erhöht werden. Mit der normalen Ernährung gelingt das allerdings meist nicht, weshalb es sinnvoll ist, auf Nahrungsergänzungsmittel mit hoch konzentrierter

Gamma-Linolensäure zurückzugreifen. Bis zu einer Besserung des Hautzustandes können auch bei regelmäßiger Einnahme zwei bis drei Monate vergehen.

*Bedarf* Pro Kilogramm Körpergewicht werden etwa 12 mg GLS benötigt. Ein Erwachsener muss 1–2 Esslöffel (z. B.) Hanföl pro Tag einnehmen, Kinder entsprechend weniger. Bei Kapseln je nach GLS-Konzentration und Alter zwischen 2 und 12 Kapseln täglich.

*Worin enthalten* Nachtkerzen-, Hanf-, Borretschöl, Kernöl der Schwarzen Johannisbeere oder Stachelbeere

*Sonstiges* Durch Sauerstoff oxidieren die hochwertigen Öle rasch und verlieren ihre Wirkung. Öle deshalb entweder nur in kleinen Mengen kaufen und rasch aufbrauchen oder auf die sicherere Anwendung von ölhaltigen Kapseln zurückgreifen.

*Produkte* Epogam, Abtei Haut Concept

**Phytosterine aus Nüssen**

*Wirkung* Senken den Cholesterinspiegel. Phytosterine haben eine ähnliche Struktur wie Cholesterin und konkurrieren mit diesem bei der Aufnahme in die Blutbahn. Sie verhindern so die Cholesterinaufnahme. Als Folge sinken das Gesamt- und das LDL-Cholesterin. Das »gute« HDL-Cholesterin wird nicht beeinflusst. Senkung des Cholesterinspiegels um 10–20% möglich.

*Bedarf* Um einen deutlichen Effekt zu erreichen, sollte man mindestens 1 g Phytosterine täglich aufnehmen. In Studien wurden bis zu 6 g täglich gut vertragen.

Schon 20 g cholesterinsenkender Margarine reichen aus, um den Cholesterinspiegel um 10–15% zu senken.

*Worin enthalten* Cholesterinähnliche Verbindung in pflanzlichen Ölen. Besonders hoher Anteil in Weizenkeimöl, Olivenöl, Nüssen, Mandeln, Hülsenfrüchten

*Sonstiges* Allein mit der Nahrung lassen sich die notwendigen Mengen kaum aufnehmen. Wer eine deutliche Cholesterinsenkung anstrebt, sollte auf phy-

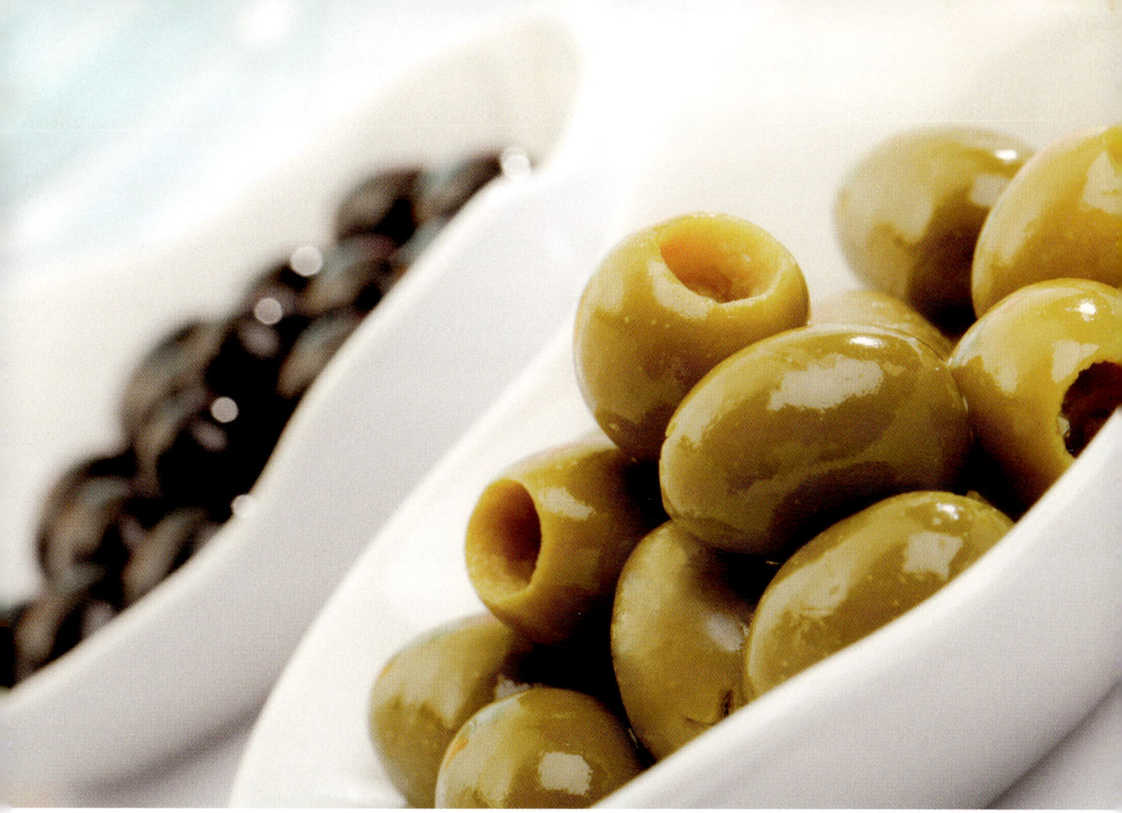

tosterinhaltige Produkte zurückgreifen. Da der Verzehr von phytosterinhaltigen Produkten zu einer verminderten Aufnahme von Carotinoiden aus der Nahrung und zu einem Absinken des Alpha-Carotin-, Beta-Carotin- und Lycopin-Spiegels im Blut führt (andere Carotinoide sind davon offensichtlich nicht betroffen), sollte ausreichend carotinhaltiges Obst und Gemüse wie Karotten, Aprikosen, Kürbis, Spinat, Tomaten oder Brokkoli verzehrt werden.
*Produkte:* Becel, Benecol

**Linolsäure aus Sonnenblumenkernen**

*Wirkung*

Günstige Auswirkung auf Cholesterinspiegel (senkt LDL-, steigert HDL-Spiegel) und Triglyceride. Wichtig für Fett- und Feuchtigkeitshaushalt der Haut. Ein Mangel führt zu trockener, rauer, schuppiger Haut, denn Linolsäure wird in der gesunden Haut durch ein Enzym in Gamma-Linolensäure

(GLS) umgewandelt. Viele Neurodermitiker können Linolsäure aber nicht in GLS umwandeln. In diesem Fall ist es besser, gleich Gamma-Linolensäure zu verwenden.

*Bedarf* Der Bedarf beträgt ca. 7–10 g/Tag.

*Worin enthalten* Pflanzenöle aus Sonnenblumenkernen, Distel oder Soja, Sonnenblumenöl-Margarine

*Sonstiges* Linolsäure zählt zu den Omega-6-Fettsäuren und ist die am weitesten verbreitete essentielle Fettsäure. Ein Mangel ist selten, die meisten Menschen nehmen sogar zu viel Omega-6-Fettsäuren mit der Nahrung auf. Wichtig ist das Verhältnis zwischen Omega-3-Fettsäuren (enthalten z. B. in Alpha-Linolensäure, Fischöl) und Omega-6-Fettsäuren. Dieses sollte maximal 1:8 betragen. Viele Menschen nehmen jedoch 20- bis 25-mal mehr Omega-6- als Omega-3-Fettsäuren mit der Nahrung auf.

*Produkte* Sonnenblumenmargarine

# Obst und Gemüse zum Schutz der Zellen

## Medizin aus dem Obstkorb

Der Einfluss einer obst- und gemüsereichen Ernährung auf unsere Gesundheit ist seit Langem bekannt und in zahlreichen Untersuchungen nachgewiesen. Wer zum Beispiel täglich mindestens drei Portionen Obst oder Gemüse isst, hat ein um 27 Prozent geringeres Risiko für Schlaganfälle. Die Gefahr für einen Herzinfarkt verringert sich gleichzeitig um rund 25 Prozent – das hat eine amerikanische Langzeitstudie an rund 9600 Erwachsenen im Alter von 25 bis zu 74 Jahren ergeben.

Ein reichlicher Verzehr von Pflanzenkost kann zudem den Blutdruck senken, so das Ergebnis der Intermap-Studie des Londoner Imperial College. Hierzu wurde der Blutdruck von 4680 Personen regelmäßig gemessen. Stieg der Anteil an pflanzlichen Nahrungsmitteln auf dem Speisezettel, sanken parallel dazu die Blutdruckwerte. Auch den Augen bekommt der Griff in den Gemüsekorb: Wer regelmäßig Spinat, Grünkohl, Staudensellerie, Lauch, Brokkoli, Kopfsalat und Erbsen auf dem Teller hat, leidet seltener an Augenkrankheiten. Doch warum sind Menschen, die häufig Pflanzenkost verzehren, gesünder? Durch den reichlichen Obst- und Gemüseverzehr nehmen wir hoch konzentrierte Schutzstoffe auf, die unsere Zellen vor Verletzungen und Beschädigungen bewahren. Verursacht werden diese vor allem durch sogenannte freie Radikale (siehe Kasten). Da wir diesen aggressiven Angreifern Tag für Tag ausgesetzt sind, ist es unerlässlich, mehrmals täglich für Schutzstoff-Nachschub zu sorgen.

**Freie Radikale**
Entdeckt wurden die freien Radikalen bereits vor gut 50 Jahren von Dr. Denham Harman, einem Professor für Medizin und Biochemie an der Universität von Nebraska. Der »Vater der freien Radikale« entwickelte 1956 die Theorie, dass die meisten Veränderungen im Laufe des Alterungsprozesses vor allem durch die Angriffe der aggressiven Teilchen ausgelöst und beschleunigt werden. Jede Körperzelle muss täglich etwa 10 000 bis 15 000 Radikalen-Angriffe abwehren. Solange aber eine ausgewogene Balance zwischen den aggressiven Teilchen und Schutzstoffen besteht, nimmt unser Körper keinen Schaden. Werden diese vermehrt produzierten freien Radikale aber nicht mehr in ausreichendem Maße vom Körper abgebaut, spricht man von »oxidativem Stress«, der Alterungsvorgänge ganz dramatisch beschleunigen kann. Erhöhter oxidativer Stress wird mit der Entstehung von Herz-Kreislauf-Krankheiten, Demenz, Arterienverkalkung, Trübung der Augenlinsen, Faltenbildung und vielen anderen Krankheiten und Alterungserscheinungen in Verbindung gebracht.

## Wie gut ist Ihr Schutzwall aufgestellt?

Entkommen können wir den freien Radikalen nicht, sie sind überall und werden jeden Tag aufs Neue produziert: durch Sonnenlicht, Stress und Zigarettenrauch, wenn wir intensiv Sport treiben oder uns falsch ernähren, bei der Verdauung oder Atmung. Doch der Körper kann sich gegen diese Feinde wehren.

Unsere Verbündete im Kampf gegen die freien Radikale finden wir in Obst, Gemüse, Salat, Fruchtsäften und Tees, denn nur diese enthalten wichtige Schutzstoffe, sogenannte »Radikalenfänger« oder »Antioxidantien« in nennenswerten Mengen. Die Antioxidantien sind in der Lage, freie Radikale zu binden und damit deren zerstörerisches Treiben zu beenden. Reicht es aus, einfach mal öfters in den Obstkorb zu greifen, um unseren Organismus vor

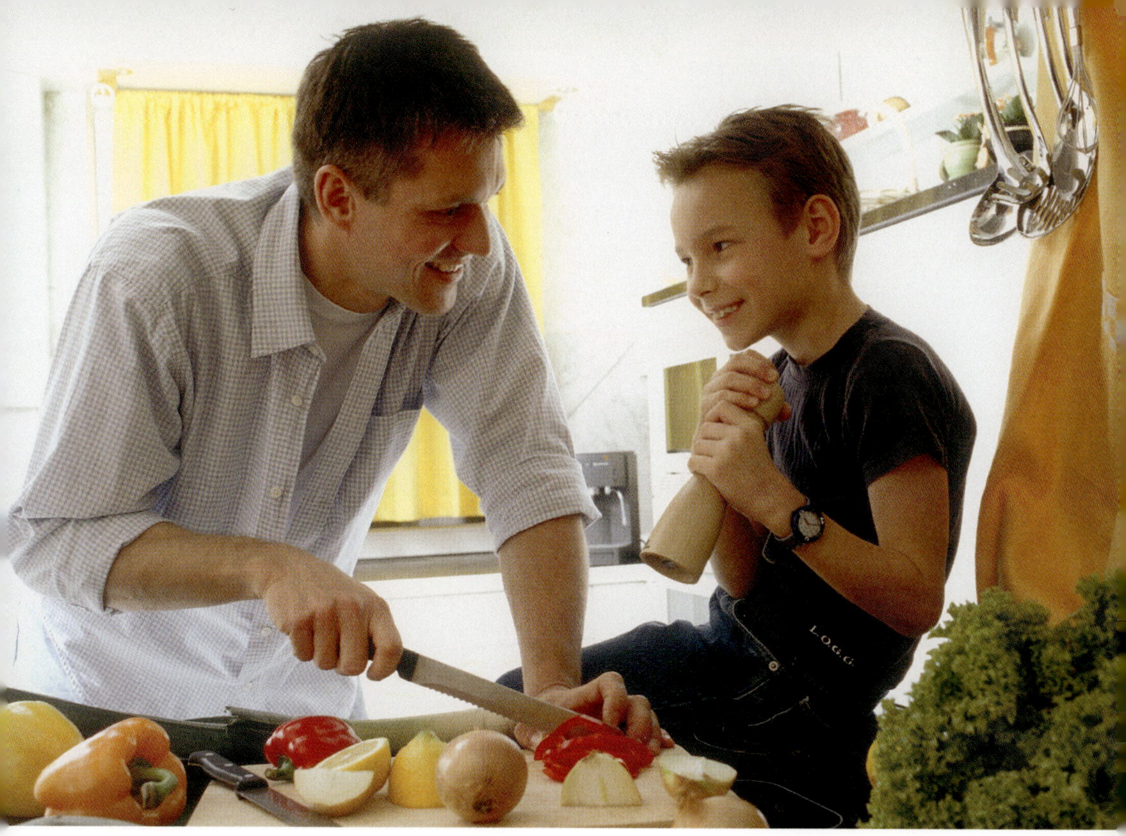

dem Einfluss der gefährlichen Moleküle zu bewahren? Nicht unbedingt! Das Schutzpotenzial, das Sie mit der Ernährung aufbauen können, hängt ganz entscheidend von den Obst- und Gemüsesorten bzw. den Getränken ab, die Sie zu sich nehmen. Denn gerade in ihrer Schutzwirkung unterscheiden sich die einzelnen Nahrungsmittel ganz erheblich. Kaum jemandem ist bisher diese Tatsache bekannt und deshalb greifen wir oft zu solchen Obst- und Gemüsesorten und Getränken, die zwar nicht schaden, uns allerdings auch nicht optimal versorgen.

Stellen Sie sich vor, zwei Personen wollen etwas für ihre Gesundheit tun. Die erste Person verzehrt 500 g Pfirsiche und 500 g Gurken.
Die andere Person trinkt lediglich ein 0,2-l-Glas Sauerkirschsaft. Bei oberflächlicher Betrachtung scheint die erste Person ungleich besser versorgt zu sein. Vergleicht man aber den Gehalt an aufgenommenen Schutzstoffen, hat

die zweite Person – trotz der kleinen Menge – etwa achtmal mehr Schutzstoffe zu sich genommen.
Die Schutzwirkung, das sogenannte »antioxidative Potenzial«, der einzelnen Obst- und Gemüsesorten oder der daraus zubereiteten Säfte kann man mit Hilfe eines Tests messen. Dabei vergleicht man die Schutzwirkung einzelner Nahrungsmittel mit der eines synthetischen Vitamin-E-Präparates (Trolox). Vielleicht wissen Sie, dass Vitamin E ein wirkungsvolles Antioxidans ist und freie Radikale abfangen kann. Doch manche Obst- und Gemüsesorten können noch viel mehr. So liegt die Schutzwirkung von Holundersaft etwa 55-mal höher als die des Vitamins E und je höher dieser Wert ist, desto besser schützen die entsprechenden Nahrungsmittel den gesamten Körper vor den Angriffen der freien Radikale.

Der liebste Saft der Deutschen ist der Apfelsaft. Jeder von uns trinkt im Jahr etwa 13 Liter davon. Die meisten von uns sind davon überzeugt, dass sie mit dem Genuss von Apfelsaft etwas Gutes für die Gesundheit tun. Sicher hat

**Antioxidative Schutzwirkung ausgewählter Obst- und Gemüsesorten und Getränke im Vergleich**

*Die antioxidative Schutzwirkung pflanzlicher Nahrungsmittel und Getränke ist sehr unterschiedlich. Eine hohe Schutzkapazität haben vor allem dunkle Beerensäfte, Rotwein und grüner sowie schwarzer Tee.*

**Schutzpotenzial von Getränken im Vergleich**

*1 Glas Holundersaft = 2 Gläser schwarzer Johannisbeersaft = 4 Gläser Rotwein = 6 Gläser grüner Tee = 14 Gläser roter Traubensaft = 55 Gläser Apfelsaft*

Schutzpotenzial von Obst und Gemüse im Vergleich

*100 g Spinat = 100 g Paprika = 200 g Orangen = 240 g Rucola = 300 g Kirschen = 650 g Kopfsalat = 1900 g Gurken*

dieser Saft eine Menge wichtiger Mineralstoffe. Eine Schutzwirkung gegen vorzeitige Alterung können Sie mit diesem Getränk allerdings nicht aufbauen, denn Apfelsaft zählt zu den Getränken mit dem niedrigsten Schutzfaktor. Wenn Sie mit Apfelsaft den gleichen Alterungsschutz erreichen wollen wie mit einem 0,2-l-Glas Johannisbeersaft, müssten Sie 32 Gläser (etwa 6,5 Liter!) Apfelsaft trinken.

Die Schutzwirkung, das sogenannte »antioxidative Potenzial« der einzelnen Obst- und Gemüsesorten oder der daraus zubereiteten Säfte kann man mithilfe des sogenannten ORAC-Tests (oxygen radical absorbance capacity) messen. Die Schutzwirkung wird mit einem Wert (TEAC-Wert) angegeben. Je höher dieser Wert ist, desto besser schützen die entsprechenden Nahrungsmittel den gesamten Körper vor den Angriffen der freien Radikale. Die folgenden Tabellen zeigen die antioxidative Kapazität (TEAC-Werte, in mol/l Trolox/100 g) in verschiedenen Obst- und Gemüsesorten sowie ausgewählten Getränken:

**Schutzkapazität (mol Trolox) von Obst und Gemüse je 100 g**

| | | | | | |
|---|---|---|---|---|---|
| *Himbeeren* | *1500* | *Orangen* | *420* | *Avocado* | *220* |
| *Johannisbeeren* | *1400* | *Spargel* | *390* | *Wirsingkohl* | *210* |
| *Erdbeeren* | *1000* | *Trauben, blau* | *380* | *Chicorée* | *190* |
| *Oliven* | *1000* | *Kürbis* | *370* | *Tomaten* | *170* |
| *Spinat* | *850* | *Rucola* | *360* | *Artischocke* | *160* |
| *Paprika, rot* | *840* | *Mangold* | *350* | *Äpfel* | *150* |
| *Peperoni* | *760* | *Zwetschgen* | *340* | *Kopfsalat* | *130* |
| *Heidelbeeren* | *740* | *Radicchio* | *320* | *Bohnen, grün* | *130* |
| *Zwiebel* | *580* | *Rote Beete* | *300* | *Grünkohl* | *115* |
| *Grapefruit* | *520* | *Kirschen* | *290* | *Blumenkohl* | *110* |
| *Pilze* | *490* | *Zucchini* | *290* | *Kartoffel* | *80* |
| *Auberginen* | *490* | *Kiwi* | *220* | *Lauch* | *70* |

| | | | | | |
|---|---|---|---|---|---|
| *Pfirsich* | *70* | *Möhren* | *40* | *Endivien* | *30* |
| *Banane* | *60* | *Gurke* | *40* | | |

(Quelle: Pellegrini 2003, Proteggente 2002)

**Schutzkapazität (mol Trolox) von Getränken je 100 ml**

| | | | | | |
|---|---|---|---|---|---|
| *Holundersaft* | *5500* | *Cranberrysaft* | *1100* | *Multivitaminsaft* | *340* |
| *Espresso* | *5000* | *Schwarzer Tee* | *933* | *Orangensaft* | *260* |
| *Schwarzer Johannisbeersaft* | *3240* | *Schwarzer Johannisbeernektar* | *930* | *Pfirsichsaft* | *230* |
| | | | | *Weißwein* | *150* |
| *Cystus-Tee* | *2400* | *Grüner Tee* | *900* | *Tomatensaft* | *110* |
| *Sauerkirschsaft* | *2320* | *Roter Johannisbeersaft* | *870* | *Karottensaft* | *120* |
| *Rotwein (Rioja/ Bordeaux)* | *1500* | | | *Bier* | *130* |
| | | *Sauerkirschnektar* | *750* | *Apfelsaft* | *100* |
| *Erdbeersaft* | *1420* | *Rote-Beete-Saft* | *780* | *Weißwein* | *60* |
| *Brombeersaft* | *1220* | *Apfelwein* | *420* | *Weißer Traubensaft* | *50* |
| *Moosbeerensaft* | *1120* | *Roter Traubensaft* | *390* | | |

(Quelle: Pellegrini 2003, Engelhardt U 1999, Rechner A 2000)
Anmerkung: Die Angaben zu den Schutz-Werten der einzelnen Nahrungsmittel sind Mittelwerte. Sie können je nach Anbau, Messmethode und Zubereitung etwas schwanken.

## Zwiebeln, Knoblauch und Brokkoli liefern zusätzlichen Schutz

»Glutathion« bildet ein Schutzschild gegen Umweltschadstoffe und freie Radikale. Einige Nahrungsmittel fördern die Glutathionbildung.

Sie haben bisher schon sehr viel über die gesundheitsfördernde und schützende Wirkung von Obst und Gemüse gelesen. Nun möchten wir Sie noch auf ganz besondere Schutzstoffe, die in einigen Gemüsesorten enthalten sind, hinweisen. Vor allem Avocados, Wassermelone, Spargel, Brokkoli, Kohlgemüse, Zwiebeln und Knoblauch enthalten Inhaltsstoffe, die unser Organismus benötigt, um ein Schutzschild gegen Umweltschadstoffe, Schwermetalle und freie Radikale aufzubauen. Die Wunderwaffe, die sich unser Organismus daraus zusammenbasteln kann, heißt »Glutathion«, eine Eiweißverbindung, die den Körper beim Abbau alt machender Stoffe unterstützt. Glutathion kann zudem zahlreiche krebserregende Substanzen unschädlich machen. Höhere Glutathion-Konzentrationen im Blut gehen vor allem im Alter mit einem besseren Gesundheitszustand und einer schnelleren Erholung nach Erkrankungen einher. Auch der Cholesterinspiegel und der Blutdruck sinken, wenn die Glutathionversorgung optimiert wird. Eine glutathionfreundliche Ernährung ist besonders wichtig, wenn Sie regelmäßig Alkohol trinken, rauchen, häufiger Schmerzmittel, vor allem Paracetamol einnehmen, eine erhöhte Schwermetallbelastung haben, Umweltschadstoffen oder Pilzgiften ausgesetzt sind, über 50 Jahre alt sind, sich eiweißarm ernähren oder zuckerkrank sind.

# Kohlenhydrate – gute und böse Zucker und wie man diese unterscheidet

## Süßigkeiten – ein neuer Risikofaktor

Seit 1976 wurden an der renommierten Harvard-Universität im Rahmen einer Langzeitstudie der Lebensstil und die Ernährungsweise von 84 000 Krankenschwestern untersucht. Dabei interessierten sich die Wissenschaftler besonders für Faktoren, die das Risiko für Herz-Kreislauf-Erkrankungen erhöhen. Als die Ergebnisse im Jahre 2000 veröffentlicht wurden, war die Fachwelt überrascht: Nicht die vermeintlich so gefährlichen Fette waren die Hauptursache für Herzinfarkt, Schlaganfall und Arterienverkalkung, sondern die bisher für gesund gehaltenen Kohlenhydrate erhöhten das Risiko für diese Volkskrankheiten. Schon viele Jahre zuvor hatte bereits der zweifache Nobelpreisträger Linus Pauling die Gefahr einer zu kohlenhydrat- und zuckerreichen Ernährung erkannt. Aus diesem Grund legte er viele Jahre lang Wert auf eine zuckerarme Ernährung und regelmäßige Einnahme von Vitamin C. Damit wurde Pauling immerhin weit über 90 Jahre alt und war bis kurz vor seinem Tod geistig und körperlich aktiv.

## Insulin – ein zweischneidiges Schwert

Ein Grund dafür, dass manche Kohlenhydrate (Zuckerverbindungen) uns schneller altern lassen und inzwischen für Übergewicht und Zivilisationskrankheiten verantwortlich gemacht werden, ist ihre Verbindung zu dem körpereigenen Hormon Insulin. Dieses Hormon wird in der Bauchspeicheldrüse gebildet und reguliert den Blutzuckerspiegel im Körper. Wenn Sie

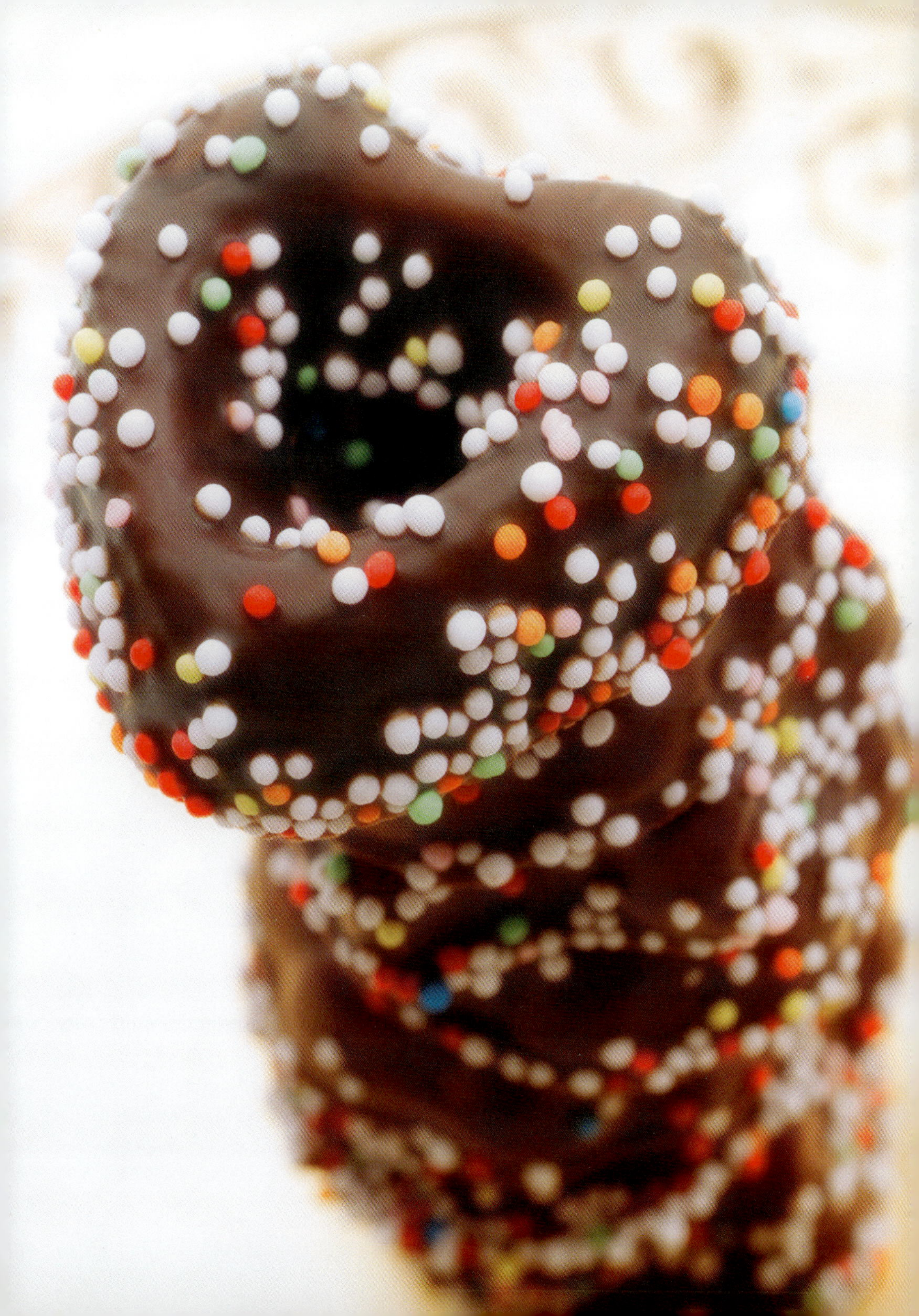

einen Schokoriegel verzehren oder sich ein Stück Kuchen schmecken lassen, schießt Ihr Blutzucker, auch Glukose genannt, in die Höhe. Damit der hohe Blutzucker dem Organismus nicht schadet, wird sofort Insulin freigesetzt, um die Glukose aus der Blutbahn in die Zellen zu befördern und so den Zuckergehalt im Blut zu senken. Das ist ein sinnvoller Mechanismus des Körpers, den Sie aber nicht zu häufig in Gang setzen sollten. Denn der Botenstoff Insulin ist offensichtlich ein zweischneidiges Schwert.

## Fettwächter und Altmacher

Ganz ohne Insulin würden wir kein hohes Lebensalter erreichen, sondern innerhalb kürzester Zeit an einem Zuckerschock versterben. Doch locken Sie durch eine zuckerreiche Ernährung mehrmals am Tag eine ordentliche Portion Insulin aus der Bauchspeicheldrüse, haben Sie über kurz oder lang ein Gewichtsproblem und altern zudem noch vorzeitig. Warum ist das so? Insulin senkt nicht nur den Blutzuckerspiegel, sondern ist auch ein Speicherhormon, dessen Aufgabe es ist, Fett aus der Nahrung in die Fettzellen zu befördern und dort – für schlechte Zeiten – festzuhalten. Schlechte Zeiten sind in unserer Überflussgesellschaft allerdings eher selten. Insulin ist der Fettwächter, der das Speicherfett an der »Flucht« aus den Fettzellen hindert. Nur wenn der Insulinspiegel niedrig ist, kann das Fett aus den Zellen »entkommen«.
Insulin ist aber auch ein Heißhungerhormon und wir »zivilisierten Menschen« werden deshalb immer dicker, weil wir mit unseren Ernährungsgewohnheiten häufiger Insulin locken und dadurch – auch wenn es paradox klingt – mehr Hunger haben. Insulin senkt nämlich den Blutzuckerspiegel meist so rasch, dass uns schon kurz nach der süßen und kohlenhydrathaltigen Mahlzeit wieder der Magen knurrt – und schon ist die Spirale, die unweigerlich zu Übergewicht führt, in Gang gesetzt.
Wenn Sie sich wie der »Durchschnittsbürger« ernähren, dann läuft bei Ihnen die Insulinausschüttung wahrscheinlich Tag für Tag auf Hochtouren. Pro

Jahr isst jeder Deutsche nämlich mehr als 34 kg Zucker. Das sind pro Monat immerhin fast drei Kilo »Insulinlockstoff«, der nicht nur in offensichtlich Süßem wie Keksen, Bonbons oder Kuchen steckt, sondern auch in Ketchup, Senf und verschiedenen Saucen.

## Insulin verhindert ein langes Leben – zumindest beim Wurm

Welchen ungünstigen Einfluss Insulin auf die Lebenserwartung – zumindest auf die des Fadenwurms C. elegans – hat, hat der Freiburger Molekularbiologe Ralf Baumeister nachgewiesen. Kürzlich hat er eine Erbanlage (Gen) bei diesem Wurm entdeckt, die entscheidend an der Steuerung von Alterungsprozessen beteiligt zu sein scheint. Ist dieses Gen mit der Bezeichnung SGK-1 aktiv, verhindert es über bestimmte Mechanismen eine Lebensverlängerung der Zelle. SGK-1 ist sozusagen eine Erbanlage, die das Altern beschleunigt. Wurde das Gen verändert bzw. ausgeschaltet, setzte sich in der Zelle ein Mechanismus in Gang, der den Wurm zum Methusalem werden ließ. Normalerweise werden die Würmer etwa 15 bis 18 Tage alt. Würmer, deren Altersgene ausgeschaltet wurden, erreichten plötzlich ein biblisches Alter von 60, 80 oder sogar 120 Tagen – bei einem Menschen würde das einer Lebenserwartung von etwa 500 Jahren entsprechen.
Eine Rolle spielt hier wieder das »Schurkenhormon« Insulin. Das Alterungsgen steht nämlich unter der Kontrolle von Insulin, d. h., solange der Insulinspiegel hoch ist, ist die Erbanlage ebenfalls sehr aktiv und der Wurm altert im Zeitraffertempo. Ist der wurmeigene Insulinspiegel niedrig, werden das Gen und damit auch das Altern gebremst. Natürlich ist der Mensch kein Fadenwurn, aber es gibt zahlreiche Hinweise, dass auch bei uns Insulin den Alterungsknopf anschaltet.

## Beherrschen Sie Ihr Heißhungerhormon

Lernen Sie deshalb, durch Ihre Lebensgewohnheiten das Heißhungerhormon Insulin zu beherrschen, ohne auf etwas wirklich Wichtiges zu verzichten. Sie müssen einfach nur Nahrungsmittel, die zu einer starken Insulinausschüttung führen, durch solche ersetzen, die das Heißhungerhormon weitgehend in Ruhe lassen. So treiben beispielsweise Bananen mit einer Sauce aus Vollmilchschokolade den Blutzuckerspiegel in schwindelerregende Höhen – und schon nach kurzer Zeit verlangt Ihr Körper wieder nach Nahrung. Essen Sie stattdessen Erdbeeren mit einem Guss aus dunkler Schokolade, bleibt Ihr Insulinspiegel niedrig und beschert Ihnen ein figurfreundliches Sättigungsgefühl. Das ganze »Geheimnis« besteht darin, bevorzugt Nahrungsmittel aus der langen Liste der Insulinblocker zu wählen. Darin enthalten sind so leckere Sachen wie Kirschen und Erdbeeren, Nüsse und dunkle Schokolade, Nudeln und Müsli. Von den Insulinblockern dürfen Sie durchaus große Portionen genießen.

Die Insulinlocker wie Weißmehlbrötchen, fetttriefende Pommes und klebrige Schokoriegel sollten Sie besser aus Kühlschrank und Vorratskammer verbannen oder nur noch selten essen. Diese Nahrungsmittel führen nämlich zu einem schlagartigen Anstieg des Insulinspiegels und dadurch nach kurzer Zeit wieder zu Heißhunger.

Bitte beachten Sie, dass auch die Zubereitung bzw. der Reifegrad darüber bestimmen können, ob ein Nahrungsmittel ein Insulinlocker oder ein Insulinblocker ist.

Rohe Karotten lassen den Insulinspiegel weniger stark ansteigen als gekochte. Bananen locken umso mehr Heißhungerhormone, je reifer sie sind – deshalb besser leicht grüne Früchte bevorzugen. Bissfest gekochte Nudeln aus Hartweizengrieß sind für Ihre insulinbewusste Ernährung günstig. Je weicher jedoch die Pasta gekocht wird, desto stärker steigen Blutzucker und Insulin an.

## Inulin bremst Insulin

Daneben gibt es noch eine Gruppe von Nahrungsmitteln, die einen interessanten Inhaltsstoff enthalten, auf den wir Sie aufmerksam machen möchten. Sehen Sie sich auf dem Wochenmarkt und an der Gemüsetheke doch einmal verstärkt nach Artischocken, Chicorée, Zwiebeln, Spargel, Schwarzwurzel, Topinambur, Endiviensalat oder Lauch um. Diese Gemüsesorten enthalten nämlich Inulin. (Nicht zu verwechseln mit dem körpereigenen Heißhungerhormon Insulin!). Inulin ist ein Kohlenhydrat, das von unserem Verdauungssystem nicht komplett verstoffwechselt werden kann. Nach einer inulinreichen Mahlzeit steigt der Blutzuckerspiegel deshalb nur wenig an und das tut dem Organismus gut: Die Bauchspeicheldrüse muss kein Insulin ausschütten, um den Blutzucker zu normalisieren, und wir fühlen uns lange gut gesättigt.
Doch auch im Darm erfüllt der Ballaststoff Inulin eine wichtige Aufgabe: Inulin ist »Futter« für die Darmbakterien und fördert so die Entwicklung einer gesunden Darmflora. Dadurch wird nicht nur die Verdauungsarbeit verbessert, sondern es werden auch die Abwehrkräfte gestärkt. Im Rezeptteil haben wir deshalb für Sie auch verschiedene Rezepte mit inulinreichen Gemüsesorten zusammengestellt.

| Insulinlocker – Insulinblocker | | |
|---|---|---|
| Insulinblocker – diese Nahrungsmittel können Sie unbegrenzt verzehren | Nahrungsmittel, die Sie nur in geringen Mengen verzehren sollten | Insulinlocker – Finger weg von diesen Nahrungsmitteln! |
| ***Gemüse*** | ***Gemüse*** | ***Gemüse*** |
| *Auberginen* | *Karotten (gekocht)* | *Kürbis* |
| *Avocados* | *Mais* | *Süßkartoffeln* |
| *Bohnen (rote, weiße, grüne)* | *Rote Beete* | |
| *Brokkoli* | | |
| *Chicorée* | | |
| *Gurken* | | |
| *Karotten (roh)* | | |
| *Knoblauch* | | |
| *Kohlgemüse* | | |
| *Tomaten* | | |
| *Zucchini* | | |
| *Zwiebeln* | | |
| ***Hülsenfrüchte*** | ***Hülsenfrüchte*** | ***Hülsenfrüchte*** |
| *Sojabohnen* | – | – |
| *Linsen* | | |
| *Grüne Bohnen* | | |
| ***Obst*** | ***Obst*** | ***Obst*** |
| *Äpfel* | *Bananen (leicht grün)* | *Ananas* |
| *Apfelsinen* | *Kiwi* | *Bananen, reif* |
| *Aprikosen, frisch und getrocknet* | *Mango* | *Datteln (getrocknet)* |
| | *Papaya* | *Rosinen* |
| *Beeren* | *Honigmelone* | *Melone* |

| | | |
|---|---|---|
| *Birnen*<br>*Grapefruit*<br>*Kirschen*<br>*Pfirsiche*<br>*Pflaumen* | *Trauben* | |
| ***Nüsse, Reis, Getreide, Frühstücksflocken***<br>*Cashewnüsse*<br>*Erdnüsse*<br>*Getreidekörner (geschrotet)*<br>*Haferflocken*<br>*Kleieflocken*<br>*Vollkornmüsli (o. Zucker)*<br>*Vollkornreis*<br>*Walnüsse*<br>*Wildreis* | ***Nüsse, Reis, Getreide, Frühstücksflocken***<br>*Basmatireis*<br>*Grieß*<br>*Langkornreis* | ***Nüsse, Reis, Getreide, Frühstücksflocken***<br>*Cornflakes*<br>*Hirse*<br>*Milchreis*<br>*Müsli (gezuckert)*<br>*Puffreis*<br>*Rundkornreis* |
| ***Backwaren***<br>*Haferkleiebrot*<br>*Pumpernickel*<br>*Schrotbrot*<br>*Vollkornbrot* | ***Backwaren***<br>*Mischbrot (Graubrot)*<br>*Vollkorngebäck*<br>*Vollkornknäckebrot* | ***Backwaren***<br>*Baguette*<br>*Brezel*<br>*Brötchen aus Weißmehl*<br>*Croissant*<br>*Kuchen aus Weißmehl* |
| ***Teigwaren & Kartoffelprodukte***<br>*Glasnudeln* | ***Teigwaren & Kartoffelprodukte***<br>*Gnocchi* | ***Teigwaren & Kartoffelprodukte***<br>*Bratkartoffeln* |

| | | |
|---|---|---|
| *Nudeln aus Hartweizengrieß, al dente*<br>*Vollkornnudeln* | *Nudeln aus Hartweizengrieß (weich gekocht)*<br>*Pellkartoffeln* | *Kartoffelbrei*<br>*Pommes frites* |
| ***Milchprodukte***<br>*Dickmilch*<br>*Naturjoghurt*<br>*Käse*<br>*Kefir*<br>*Vollmilch* | ***Milchprodukte***<br>*Fruchtjoghurt* | ***Milchprodukte***<br>*Eisshake* |
| ***Snacks***<br>*Schokolade, dunkel (über 70% Kakaoanteil)* | ***Snacks***<br>*Müsliriegel*<br>*Popcorn* | ***Snacks***<br>*Chips*<br>*Eiscreme*<br>*Gummibärchen*<br>*Kekse*<br>*Schokoriegel*<br>*Vollmilchschokolade*<br>*Zucker* |
| ***Getränke***<br>*Fruchtsäfte (ungezuckert)*<br>*Gemüsesäfte*<br>*Kaffee (ungezuckert)*<br>*Milch*<br>*Sojamilch*<br>*Tee (ungezuckert)*<br>*Wasser*<br>*Wein (trocken)* | ***Getränke***<br>*Möhrensaft*<br>*Rote-Beete-Saft* | ***Getränke***<br>*Bier*<br>*Fruchtnektar*<br>*Fruchtsäfte (gesüßt)*<br>*Fruchtsaftgetränke*<br>*Softdrinks (Limonade, Cola)* |

# Hormone aus der Gemüsetheke

## Attraktivität kann man (m)essen

Nehmen wir einmal an, Sie sind der Meinung, dass Ihre Attraktivität in den letzten Jahren nachgelassen hat, und fragen einen Freund um Rat. Doch anstatt Ihnen zu einer Schönheitsoperation oder einem neuen Kosmetikprodukt zu raten, empfiehlt er Ihnen, lieber etwas anderes zu essen. So falsch liegt dieser Freund mit seiner Empfehlung nicht, denn mittelbar hat essen auch etwas mit Ihrem Aussehen zu tun. Sie glauben es nicht? Unsere Nahrung enthält zahlreiche Vitalstoffe, die vor Falten schützen, die Hautdurchblutung verbessern und die Zellregeneration anregen können. (Mehr über den Zusammenhang zwischen Ernährung und Haut finden Sie in unserem Buch »Skin Food«, Herbig Verlag.)

Mit dem Essen können wir sogar hormonähnliche Stoffe aufnehmen, die – wie die körpereigenen Hormone auch – eine ganz besondere Bedeutung für jugendliches Aussehen haben. Lesen Sie hierzu die Ergebnisse von zwei interessanten Untersuchungen über den Zusammenhang von Hormonspiegel und Attraktivität.

Im Institut für Endokrinologie und Reproduktionsmedizin der Universität Erlangen sollten unabhängige Beobachter das Alter von hundert Frauen zwischen 35 und 55 Jahren schätzen. Das Ergebnis: Je mehr Östrogene die Probandinnen im Blut hatten, desto jünger wurden sie geschätzt. Wies der Hormonspiegel eher unterdurchschnittliche Werte auf, wirkten die Frauen hingegen bis zu acht Jahre älter, als sie wirklich waren. Offensichtlich kann man Menschen den Hormonspiegel ansehen.

Auch Männern scheint die hormonelle Situation ins Gesicht geschrieben – das legt zumindest eine in der medizinischen Fachzeitschrift »Lancet« veröffentlichte Studie nahe. Hundert Männer unterschiedlichen Alters ließen sich fotografieren und den Testosteronspiegel bestimmen. Anschließend mussten weibliche Testpersonen anhand einer Skala den Attraktivitätsgrad des Mannes angeben. Alle Frauen fanden übereinstimmend die Männer mit hohem Testosteronspiegel attraktiver.

Hand aufs Herz – wem ist es nicht wichtig, attraktiv zu sein und körperlich und geistig leistungsfähig bis ins hohe Alter? Das Geheimnis jugendlicher Vitalität und Langlebigkeit liegt zu einem großen Teil in einem ausgeglichenen Hormonhaushalt. Doch das Alter macht uns häufig einen Strich durch die Rechnung. Zwischen 20 und 30 erreichen die meisten Hormone ihren Spitzenwert und fallen dann kontinuierlich ab. Schon im mittleren Lebensalter werden dadurch die verjüngenden Hormone in unserem Organismus rar – mit entsprechenden Folgen: Die Haut wird faltig, Haare fallen aus, die Knochen werden poröser, die Abwehrkräfte schlechter, Muskulatur wird ab- und Fettgewebe aufgebaut und das Risiko für Arterienverkalkung steigt deutlich an.
Untersuchungen belegen, dass das Auftreten altersbedingter Erkrankungen tatsächlich sehr gut mit dem Hormonabfall korreliert. Bis vor wenigen Jahren war man der Meinung, einem Hormonmangel könnte man – außer einer medikamentösen Hormontherapie – nichts entgegensetzen. Heute sind diese Ansichten überholt. Mit der richtigen Nahrung können Sie die jung erhaltenden Hormone günstig beeinflussen.

## Besser essen mit Hormonwirkung

In Japan sind Hitzewallungen während der Wechseljahre so selten, dass es in der japanischen Sprache kein Wort für »Hitzewallungen« gibt. Auch in China klagen weniger als 20 Prozent der Frauen über Wechseljahrsbeschwerden. Anders bei uns in Europa oder in Amerika. Hier leiden bis zu 80 Prozent der Frauen unter dem Abfall des Hormonspiegels. Warum fühlen sich

die asiatischen Frauen so viel besser als wir Europäerinnen? Die Antwort ist einfach: Es liegt an der Ernährung, die in Asien sehr viel mehr hormonähnliche Stoffe enthält als bei uns. Diese werden auch Phytohormone genannt und sind in pflanzlichen Nahrungsmitteln enthalten.
Leider nehmen wir mit unserer typischen europäischen Ernährung nur geringe Mengen Phytohormone auf. Während wir täglich auf nur etwa zwei bis drei Milligramm kommen, enthält die typische asiatische Ernährung täglich zwischen 40 bis 80 mg Pflanzenhormone. Diese können im Organismus teilweise fehlende körpereigene Hormone ersetzen und somit Wechseljahrsbeschwerden günstig beeinflussen. Sie schützen aber auch vor alt machenden und zellzerstörenden Sauerstoffradikalen. In niedriger Dosierung sollen sie vor Brust- und Prostatakrebs schützen. Zahlreiche weitere positive Wirkungen der Pflanzenhormone sind inzwischen gut erforscht. Sie senken das Risiko für Herz-Kreislauf-Erkrankungen, wirken sich günstig auf den Cholesterinspiegel aus und schützen vor Knochenschwund (Osteoporose).

Auch Sie können durch kleine Änderungen in Ihrem Speiseplan täglich mehr Phytohormone aufnehmen. Denn diese Pflanzenhormone sind in großen Mengen in Brokkoli, Sojaprodukten wie Tofu, Miso oder Sojamilch, Kürbiskernen, Vollkornprodukten, Leinsamen, Hülsenfrüchten, Granatapfel sowie in Kohlgemüse enthalten. Diese Nahrungsmittel nehmen deshalb einen besonderen Platz in der Besser-Esser-Küche ein. In unseren Rezepten haben wir Sahne oder Crème fraîche deshalb häufig durch Soja-Sahne bzw. Sojamilch ersetzt.

## Das hebt den Mann in den Sattel – wer richtig isst, hat mehr Hormone

Testosteron ist das Männerhormon schlechthin. Es macht Männer agil, attraktiv, steigert die Potenz und Leistungsfähigkeit. Doch schon im mittleren Lebensalter wird Testosteron bei vielen Männern Mangelware. Doch es gibt auch Ausnahmen. Es gibt über 60-Jährige, die noch über einen erstaunlich hohen Testosteronspiegel verfügen – und das kann man Ihnen ansehen. Wenn Sie wissen wollen, wer von Ihren Bekannten einen hohen Testosteronspiegel hat und viril ist, dann müssen Sie sich ihn nur anschauen: Waschbrettbauch, Muskeln, straffe Haut, wenig Fett und breite Schultern? Der Testosteronspiegel lässt nichts zu wünschen übrig. Ist hingegen der Bauch breiter als die Schultern, hängen Speckröllchen über den Hosenbund und sind Muskeln auf den ersten Blick nicht feststellbar, dann ist der Testosteronspiegel im Keller.

Das muss nicht sein, dagegen lässt sich etwas tun. Wichtig ist es, das testosteronvernichtende Enzym Aromatase zu blockieren und die Hormonausschüttung zu unterstützen. Wenn Sie den Testosteronspiegel über die Ernährung beeinflussen wollen, dann sollten Sie wissen: Eine extrem kohlenhydrat- und zuckerreiche Ernährung senkt den Testosteronspiegel, eine eiweißreiche Ernährung lässt, entgegen der weitverbreiteten Meinung, den Testosteronspiegel weitgehend unbeeinflusst. Günstig auf die männlichen Hormone wirken sich vor allem Fette und Öle aus. Der Fettbedarf sollte vor allem mit einfach und mehrfach ungesättigten Fettsäuren aus Oliven- und Rapsöl, Nüssen und Mandeln gedeckt werden (siehe S. 22ff.).

Achten Sie auch auf eine ausreichende Zinkversorgung, denn zinkreiche Nahrungsmittel werden nicht umsonst »Viagra aus der Küche« genannt. Besonders viel Zink ist in Austern, Fischen und Meeresfrüchten, Rindfleisch, Weizenkeimen, Pinienkernen, Haferflocken, Soja, Sonnenblumenkernen und Kakao enthalten. Zur Aufrechterhaltung eines hohen Testosteronspiegels sind deshalb drei Dinge wichtig: zinkreiche Ernährung, ausreichend hochwertige Fette und – wenn nötig – Abbau von Übergewicht.

**Testosteronfeind Aromatase**

Für Vitalität, Potenz und Leistungsfähigkeit ist das Verhältnis zwischen Testosteron und Östrogen wichtig. Eine besondere Rolle spielt dabei das Enzym Aromatase, dessen Aktivität sich durch die Ernährung beeinflussen lässt. Dieses Enzym ist vor allem im Fettgewebe lokalisiert und wandelt Testosteron in Östrogene um. Schon im mittleren Lebensalter sinkt häufig der Testosteronspiegel deutlich ab. Besteht gleichzeitig eine hohe Aromataseaktivität, kann dadurch ein Ungleichgewicht zwischen Testosteron und Östrogen entstehen. Beheben oder verhindern lässt sich dieses Missverhältnis durch Strategien aus der Anti-Aging-Küche. Bereits ein Gewichtsverlust von fünf Kilo Fettgewebe verringert die Aromataseaktivität deutlich und hebt den Testosteronspiegel um bis zu 30 Prozent an. Darüber hinaus hat sich das Spurenelement Zink als ein natürlicher Aromatasehemmer erwiesen – es bremst die Umwandlung von Testosteron in Östrogen und schont somit die Testosteronreserven.

Die Fettzufuhr sollte nicht zu niedrig sein, denn eine extrem fettarme Ernährung senkt den Testosteronspiegel.

# Die Besser-Esser-Prinzipien

# Drei statt fünf Mahlzeiten

»Täglich fünf statt drei Mahlzeiten« oder »regelmäßig kleine Zwischenmahlzeiten einlegen« – das galt bisher als Grundlage jeder gesunden Ernährung und wurde auch zur Gewichtsreduktion empfohlen. Inzwischen weiß man, dass das Unsinn ist. In verschiedenen Untersuchungen wurde festgestellt, dass fast alle Menschen mehr Kalorien über den Tag aufnehmen, wenn sie fünf statt drei Mahlzeiten verzehren. Auf Dauer nimmt man mit diesem Essverhalten eher zu als ab. Mittlerweile vermutet man sogar, dass erhöhte Blutfettwerte und sogar Stoffwechselstörungen wie Zuckerkrankheit durch zu häufiges Essen – selbst kleiner Portionen – begünstigt werden.
So hat der schottische Biochemiker Victor Zammit vom Hannah Research Institute in Ayr festgestellt, dass die ständige Nahrungsaufnahme zu einem dauerhaft erhöhten Insulinspiegel führt und dieser wiederum die unerwünschte Freisetzung schädlicher Fette (LDL-Cholesterin, Triglyceride) aus der Leber begünstigt. Wie schädlich ein hoher Insulinspiegel für Gesundheit und Figur ist, haben wir Ihnen bereits erklärt (siehe S. 40ff.). Aus diesem Grunde empfehlen wir Ihnen, von einem Fünf- auf einen Drei-Mahlzeiten-Rhythmus umzusteigen und zwischen den Mahlzeiten eine Nahrungspause von etwa vier bis fünf Stunden einzuhalten. (Diese Empfehlung gilt nicht für Diabetiker, Kinder, Schwangere oder stillende Mütter.)

## Jedes Nahrungsmittel hat seine Tageszeit

»Gut gefrühstückt ist halb gearbeitet«: Mit diesem Slogan wurde noch vor einigen Jahren für ein opulentes Frühstück geworben. Man war tatsächlich der Meinung, dass Speck, Eier und Wurst eine gute Grundlage für den Start in den Arbeitstag wären. Heute wissen wir, dass solche Empfehlungen falsch sind. Für die meisten Menschen hat sich aber an ihrem Ernährungsverhalten bis heute kaum etwas geändert. Um das bestätigt zu finden, müssen Sie nur einmal in einem gut geführten Stadthotel frühstücken. Sie treffen dort Menschen, die mit einem Frühstück, das einen Schwerarbeiter einen ganzen Tag mit Kalorien versorgen könnte, in den Büroalltag starten. Dabei spielt für Langlebigkeit, Gesundheit und Leistungsfähigkeit nicht nur die Auswahl der Nahrungsmittel, sondern auch der Zeitpunkt, zu dem sie verzehrt werden, eine wichtige Rolle. Unsere Nahrung setzt sich aus den drei Bestandteilen Kohlenhydrate, Proteine (Eiweiß) und Fett zusammen. Besonders wichtig ist die richtige Verteilung dieser Nahrungsbestandteile über den Tag.

Morgens sollte das Frühstück kohlenhydratreich sein. Wählen Sie aber solche Kohlenhydrate aus, die den Insulinspiegel weitgehend in Ruhe lassen, sogenannte »Insulinblocker« (siehe Tabelle S. 46). Diese Kohlenhydrate machen lange satt und stellen uns ausreichend Energie für den Vormittag zur Verfügung. Das Kohlenhydrat-Frühstück hat darüber hinaus noch einen angenehmen Nebeneffekt: Es lässt den Spiegel des Glückshormons Serotonin, der in der Nacht stark abgesunken ist, rasch wieder ansteigen. Serotonin macht Sie zufrieden und ausgeglichen. Tierisches Eiweiß (Wurst, Käse, Eier) sollte nicht auf den Frühstückstisch kommen.

Mittags sollten Sie eine leichte Mahlzeit mit reichlich Obst und Gemüse zu sich nehmen, eventuell einen mit Pflanzenölen angemachten Salat sowie leicht verdauliche kohlenhydrathaltige Nahrungsmittel und pflanzliches Eiweiß verzehren. Diese machen nicht müde und verhindern so das nachmittägliche Tief. Gute Lieferanten für pflanzliches Eiweiß sind Hülsenfrüchte, Sojabohnen, Getreide und Nüsse.

Abends sollten Sie auf eine ausreichende Zufuhr eiweißhaltiger Nahrungsmittel achten und auf Kohlenhydrate weitgehend verzichten. Dadurch bleibt der Insulinspiegel niedrig und dem Körper steht ausreichend Eiweiß zur Verfügung, um nachts Reparaturen an Zellen und Geweben vorzunehmen, wichtige Hormone zu produzieren und Fettgewebe abzubauen. Gute

Eiweißquellen fürs Abendessen sind Fisch, mageres Fleisch oder Sojaprodukte (Tofu). Dazu können Sie einen Salat mit Olivenöl oder etwas Gemüse als Beilage essen. Auf Brot, Nudeln oder Kartoffeln sollten Sie bei der Abendmahlzeit verzichten. Auch Fruchtsäfte oder Bier liefern zu viele Kohlenhydrate für die Abendmahlzeit. Ein Glas trockener Rotwein ist hin und wieder erlaubt. Die entsprechenden Vorschläge für Frühstück, Mittag- und Abendessen finden Sie im Rezeptteil.

**Die richtigen Nahrungsmittel im Tagesablauf**

*Morgens:* überwiegend Kohlenhydrate

Vollkornprodukte (Vollkornbrot, Vollkorngebäck), Haferflocken, Müslimischungen ohne Zucker, Obstsorten wie Äpfel, Beerenobst, Birnen, Orangen, ungesüßter Joghurt, Quark, Hüttenkäse, Milch, ungesüßte Säfte, ungesüßter Tee, Mineralwasser, Kaffee

*Mittags:* leicht verdauliche Kohlenhydrate und pflanzliches Eiweiß

Obst, Gemüse, Salat mit pflanzlichen Ölen, Vollkornprodukte (Vollkornbrot, Vollkorngebäck), Wildreis, Vollkornnudeln, Tofu, Hülsenfrüchte, Nüsse, Mandeln, ungesüßte Säfte, ungesüßter Tee, Mineralwasser

*Abends:* Eiweißreiche Nahrungsmittel

Hühnerfleisch, Fisch, Rindfleisch, Garnelen, Lammfleisch, Wild, Sojabohnen, Tofu, Weizenkeime, Erdnüsse, Haselnüsse, Walnüsse, Pinienkerne, Eier. Als Beilage können Sie verschiedene Salate, die mit pflanzlichen Ölen zubereitet wurden, oder Gemüse wählen, Wasser, Tee, trockener Wein in Maßen

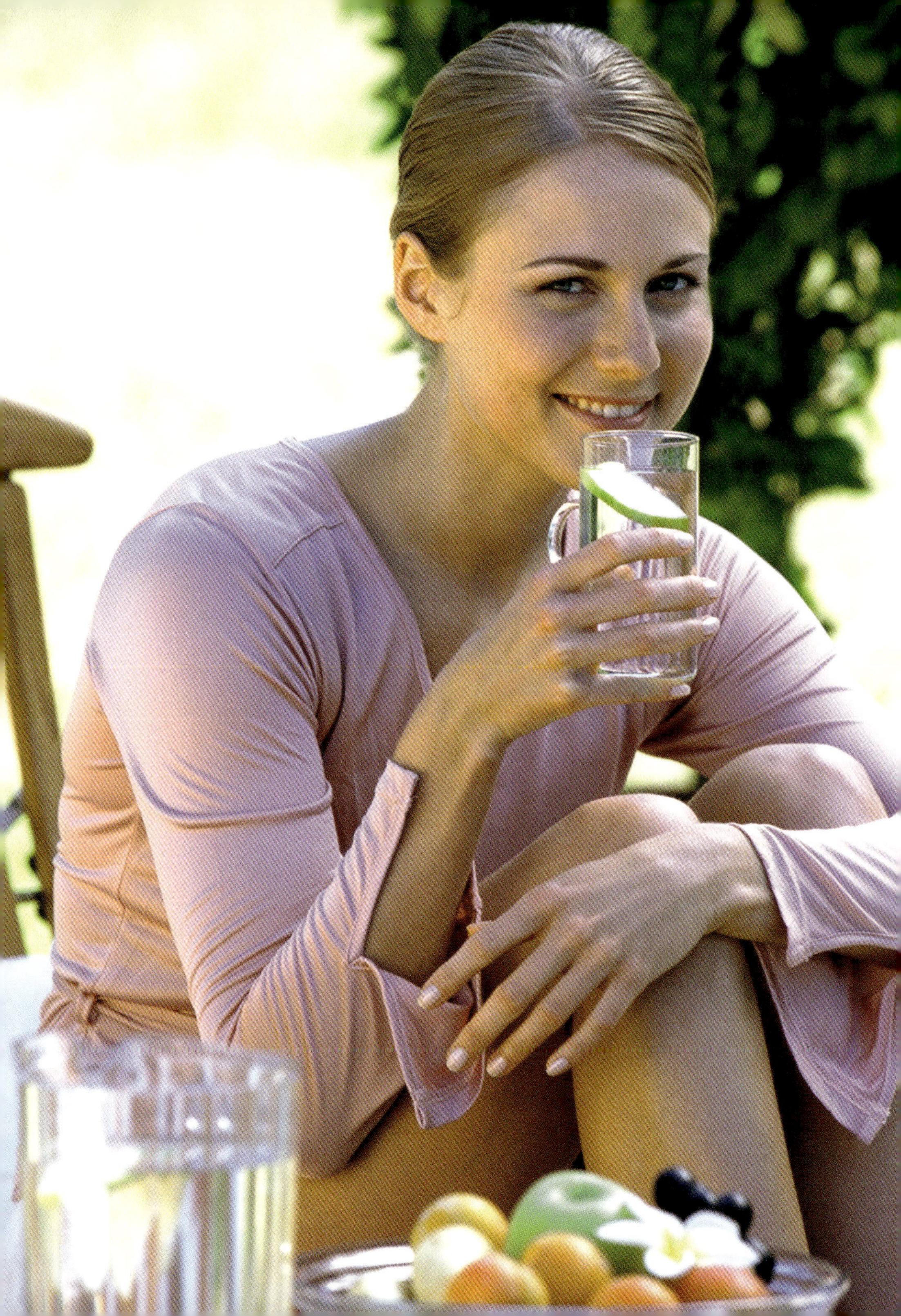

## Lust auf Genuss?

Es ist unbestritten, dass die Freude an Genuss und Geselligkeit sowie eine gewisse Gelassenheit wichtige Elemente der mediterranen, aber auch der asiatischen Esskultur sind. Wir Mitteleuropäer sollten uns daran ein gutes Beispiel nehmen. Italiener, Spanier oder Franzosen nehmen sich ausgiebig Zeit, um mit Freunden und Familie zu tafeln. In asiatischen Ländern werden die Mahlzeiten zelebriert und häufig wird auch auf die Optik und die Zusammenstellung der Gerichte großer Wert gelegt. Denn kaum etwas erfüllt uns mehr mit Zufriedenheit als ein gutes Essen im Kreise unserer Lieben, eine heiße Tasse Tee nach einem ausgedehnten Winterspaziergang oder das Glas Rotwein beim Italiener um die Ecke. Essen und Wohlbefinden gehören untrennbar zusammen. Deshalb ist selbst das gesündeste Ernährungskonzept auf Dauer zum Scheitern verurteilt, wenn der Genuss auf der Strecke bleibt. Mit unseren Hinweisen und Rezepten möchten wir Sie zu mehr Genuss einladen.

Denn für immer mehr Menschen scheinen die Lust am Essen und gesunde Ernährung inzwischen unvereinbare Gegensätze zu sein. Wenn etwas schmeckt, kann es nicht gesund sein oder macht zumindest dick – so die Meinung vieler Mitmenschen. Manchmal gründen diese Erfahrungen bereits in frühester Jugend. »Warum hat der liebe Gott die Vitamine in den Spinat gepackt und nicht ins Eis«, fragte mal ein kleiner Junge. Doch unser gestörtes Verhältnis zum Genuss beruht auch auf den vielen faden, einseitigen Diäten, die unserem Unterbewusstsein immer wieder suggeriert haben: Nur wenn wenig auf dem Teller ist, es nicht besonders schmeckt oder sich einzelne Nahrungsmittel immer wiederholen, bis sie einem zum Hals raushängen – Stichwort Reisdiät, Ananasdiät, Kartoffeldiät –, nehmen wir ab, bleiben schlank und gesund. Alles Quatsch! Fangen Sie an, einfach besser zu essen und häufiger zu genießen.

Einseitige Diäten und strenge Ernährungsvorgaben machen nämlich weder gesünder noch jünger oder schöner, denn sie machen nicht glücklich. Unzählige Übergewichtige oder auch nur vermeintlich Vollschlanke quälen sich von einer Diät zur nächsten, ohne wirklich Pfunde zu verlieren. Bedenken Sie, dass verschiedenen Schätzungen zufolge maximal fünf bis zehn Prozent der Diätwilligen es schaffen, dauerhaft ihr Gewicht zu reduzieren.

Das Einzige, was bei den meisten gängigen Diätempfehlungen auf der Strecke bleibt, ist die Zufriedenheit. Vielen bereitet essen inzwischen mehr Frust als Lust – und das ist falsch.

Ganz anders die von uns Mitteleuropäern viel bewunderten Südländer. Essen ist hier nie langweilig, aber Genuss wird auch nicht gleichgesetzt mit Völlerei. Die Mittelmeerbewohner haben scheinbar ein viel entspannteres Verhältnis zur gesunden Ernährung. Wer am schön gedeckten Tisch gegrillten Fisch, Nudeln mit Tomatensauce, Antipasti, frische Früchte oder ein Glas guten Rotweins verzehrt, würde nie von Diät sprechen oder zwanghaft an gesunde Ernährung denken. Hier steht der Genuss im Vordergrund. Dass dieses Menü gleichzeitig wichtige Fettsäuren und Schutzstoffe liefert, das Altern verzögert und vor Herzkrankheiten schützt, daran muss in diesem Moment glücklicherweise niemand denken. »A tavola non si invecchia mai« – »Während man die Tafelfreuden genießt, altert man nicht«, besagt deshalb das schon früher zitierte alte italienische Sprichwort.

# Wie Besser-Esser besser einkaufen

## Wo finde ich gutes Essen?

Als Besser-Esser sollten Sie natürlich schon beim Einkauf auf Herkunft, Qualität und Frische der Lebensmittel achten. Denn nicht alles, was dem Auge schmeichelt, ist für unsere Gesundheit gut. Oft sehen die mit unterschiedlicher Technik konservierten Produkte besonders appetitlich aus. Auch das mit chemisch-synthetischen Pflanzenschutzmitteln und Düngemitteln behandelte Gemüse und das mit Antibiotika behandelte Fleisch fördert unsere Gesundheit nicht. Verlassen Sie sich deshalb beim Kauf von Lebensmitteln nicht nur auf Ihre Augen – die können sich täuschen –, sondern schalten Sie beim täglichen Einkauf den Verstand ein.

Am einfachsten wäre es, wenn Sie die zum Leben notwendigen Produkte, wie unsere Eltern und Großeltern, frisch aus dem eigenen Garten beziehen könnten. Das ist heute leider nur in den wenigsten Fällen möglich. Eine weitere Möglichkeit ist der Kauf von Nahrungsmitteln bei einem Biolandwirt in Ihrer Nähe. Auch der Gang zum Wochenmarkt lohnt sich. Hier sollten Sie aber auf die angebotenen Produkte achten. Nicht alle kommen direkt vom Markthändler. Fragen Sie deshalb gegebenenfalls, wer der Produzent der Waren ist und wie lange die Ware gelagert wurde.

Eine wichtige Hilfe für Ihre Kaufentscheidung sind sogenannte Qualitätssiegel, mit denen Supermärkte, aber auch Biobauern und andere Lebensmittelhandlungen ihre Waren kennzeichnen. Doch es ist oft schwierig, hier den Überblick zu behalten. Etwa 120 unterschiedliche Kennzeichen gibt es auf dem Lebensmittelmarkt. Auch hier ist Vorsicht geboten, nicht jedes Siegel garantiert ein Plus für Ihre Gesundheit, auch wenn es so aussieht. Manche Kennzeichnungen sind reine Marketingtricks der Unternehmen. Falls Sie Näheres über eine Ihnen unbekannte Kennzeichnung erfahren möchten, empfehlen wir Ihnen die Internetadresse www.label-online.de. Hier werden Sie in der Rubrik »Essen und Trinken – Bio Gütesiegel« über alle empfehlenswerten Kennzeichnungen ausführlich informiert. Die wichtigsten Siegel, die Ihnen wahrscheinlich regelmäßig beim Einkaufen auffallen, erklären wir Ihnen im unten stehenden Kasten.

## Es muss nicht immer Bio sein

Vergleichen Sie die Preise: Nicht immer bedeutet »Bio« auch teuer. Wenn Sie Obst und Gemüse der Jahreszeit wählen, unterscheiden sich die Preise zwischen konventionell angebauten Produkten und Bioware oft nur unerheblich. Wer allerdings auch im Winter auf Bio-Paprika oder frische Beeren nicht verzichten möchte, muss meist tief in die Tasche greifen. Vergessen Sie auch aus Angst vor Schadstoffen nicht die Schutzstoffe! Es ist in jedem Fall besser – wenn Bioprodukte nicht infrage kommen –, reichlich Obst und Gemüse aus konventionellem Anbau zu verzehren, als ganz darauf zu verzichten. Denn die hohe Lebenserwartung der Mittelmeerbewohner und der Asiaten beruht nicht in erster Linie auf dem Verzehr von Bioprodukten, sondern – unter anderem – auf der Tatsache, dass in diesen Ländern einfach sehr viel häufiger Obst und Gemüse auf dem Tisch steht. Die Menge des konsumierten Obstes und Gemüses sollte deshalb nicht zu einer Kostenfrage werden. Durch eine gründliche Reinigung mit warmem Wasser, Bürste und Mikrofasertuch können – je nach Obst- und Gemüsesorte – zwischen 30 und 70 Prozent der Pestizide entfernt werden. Das hat eine Untersuchung der Hochschule Albstadt-Sigmaringen gezeigt. Dennoch lässt sich ein gewisser Teil der Schadstoffe nicht entfernen, denn die Pflanzenschutzmittel sitzen nicht nur außen an der Schale, sondern verteilen sich auch im Lebensmittel. Eine gute Alternative zu frischen Produkten stellt in vielen Fällen tiefgekühltes Obst und Gemüse dar. Der Gehalt an Vitaminen liegt hier sogar oft über dem von lange gelagerten »Frischprodukten«.

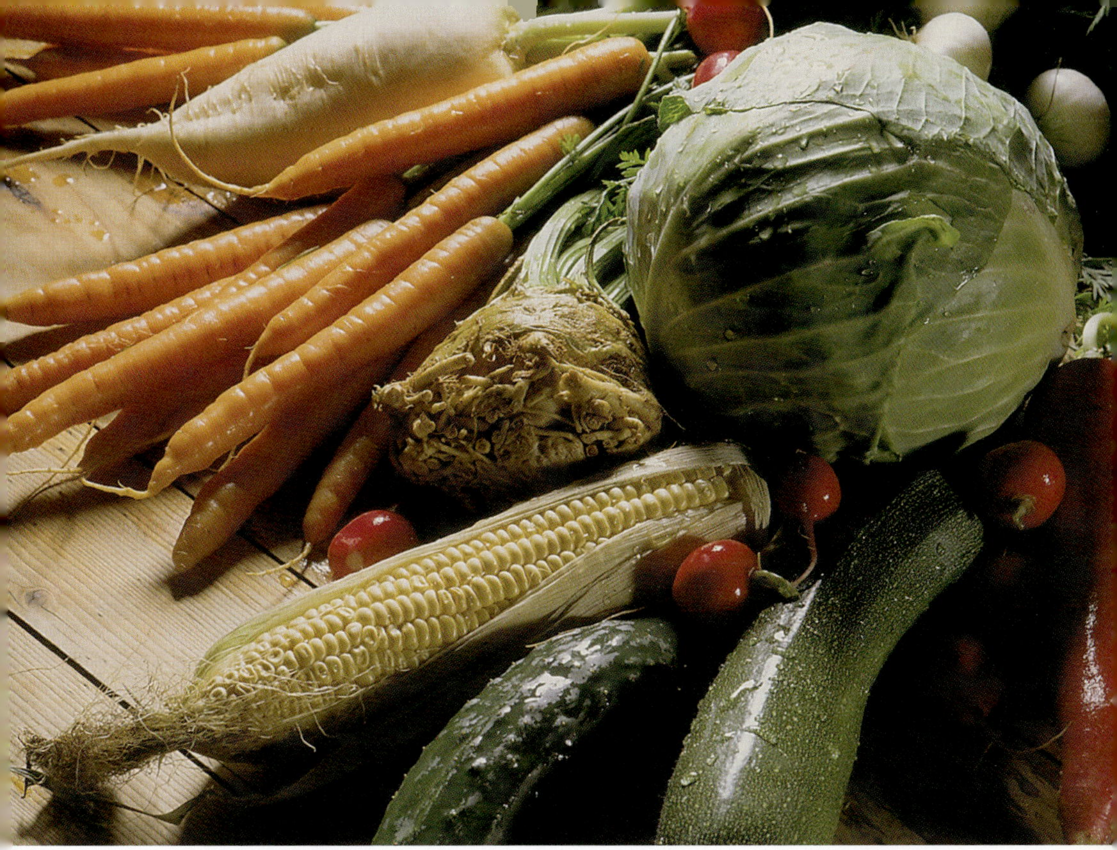

Fazit: Bei besonders belasteten Obst- und Gemüsesorten wie Paprika, Gurke, Trauben oder Erdbeeren und bei solchen, die sich nur schlecht mechanisch reinigen lassen (Beeren, Salat), sollte auf Bioware zurückgriffen werden.

### Hier finden Sie die wichtigsten Bio-Gütesiegel

**Bio-Siegel** Das Bundesministerium für Verbraucherschutz, Ernährung und Landwirtschaft (BMVEL) vergibt seit September 2001 das Bio-Siegel für Lebensmittel, die den Kriterien der EU-Bio-Verordnung entsprechen. Lebensmittel, die mit diesem Siegel versehen sind, haben unter anderem folgende Qualitätskennzeichen:

- Sie stammen überwiegend aus ökologischer Landwirtschaft (95%).
- Genetisch veränderte Produkte werden nicht mit dem Siegel gekennzeichnet.
- Antibiotika zur Behandlung von erkrankten Tieren werden nur in Ausnahmefällen zugelassen. Antibiotikaeinsatz zur Mästung ist verboten.
- Chemisch-synthetische Pflanzenschutzmittel dürfen nicht verwendet werden. Auch ist die Konservierung der Lebensmittel durch radioaktive Bestrahlung nicht zugelassen.

Die mit dem Bio-Siegel versehenen Produkte erfüllen die Mindestanforderungen der EU-Ökoverordnung. Zurzeit sind auf dem deutschen Markt mehr als 30 000 Produkte mit diesem Bio-Siegel ausgezeichnet.
*www.bio-siegel.de*

**Bioland** Bioland ist nach eigenen Angaben derzeit der größte ökologische Anbauverband in Deutschland. Derzeit gibt es über 4500 Biolandbetriebe in Deutschland und Südtirol. Die Produkte werden in erster Linie von Landwirten an die Kunden verkauft. Daneben gibt es etwa 700 Vertragspartner (Bäckereien, Metzgereien, Molkereien etc.), die Bioland-Produkte anbieten. Mit dem Bioland-Warenzeichen werden Produkte aus ökologischem Anbau gekennzeichnet. Kriterien für die Vergabe sind unter anderem:

- Verzicht auf chemisch-synthetisch hergestellte Dünger und Pflanzenschutzmittel
- Förderung der Artenvielfalt durch landwirtschaftliche Maßnahmen
- Artgerechte Tierhaltung, alle Tiere haben Auslauf, Weidegang und ausreichend Licht
- Verbot von Antibiotika oder Hormonen zur Leistungsförderung
- Ebenfalls verboten sind der Einsatz von gentechnischen Verfahren sowie die Bestrahlung von Lebensmitteln

- Stark eingeschränkte Verwendung von Zusatzstoffen und vollständige Deklaration sämtlicher Zutaten und Zusatzstoffe
- Keine Verwendung von Nitritpökelsalz in Bioland-Wurstwaren

Quelle: *www.bioland.de*

**Demeter** Das Demeter-Markenzeichen steht für Produkte aus biologisch-dynamischer Herstellung, die nach anthroposophischen Prinzipien von Rudolf Steiner produziert werden. Bisher sind über 3000 Lebensmittel mit dem Demeterzeichen versehen worden. Verkauft werden die Produkte in Reformhäusern, Bioläden und ausgewählten Supermärkten. Kriterien für die Vergabe des Demeter-Zeichens sind unter anderem:

- Verzicht auf synthetische Dünger und chemische Pflanzenschutzmittel
- Verzicht auf künstliche Zusatzstoffe in der Weiterverarbeitung
- Gezielte Förderung der Lebensprozesse im Boden und in der Nahrung
- Keine Verwendung des krebserregenden Nitritpökelsalzes in Demeter-Fleisch und -Wurstwaren
- Ebenfalls verboten sind der Einsatz von gentechnischen Verfahren sowie die Bestrahlung von Lebensmitteln

Die Richtlinien gehen weit über die EU-Ökoverordnung hinaus. Das Demeter-Zeichen darf nur von streng kontrollierten Vertragspartnern benutzt werden.

Quelle: *www.demeter.de*

# Besser-Esser-Nahrungsmittel mit besonderer Wirkung

Diese Nahrungsmittel sollten regelmäßig auf Ihrem Speiseplan stehen, denn sie schmecken nicht nur hervorragend, sondern versorgen uns mit einer Extraportion an Schutzstoffen, besonders guten Fettsäuren oder sind ausgezeichnete Insulinblocker.

## Äpfel – an apple a day keeps the doctor away

Täglich ein Apfel hält den Arzt fern – das besagt schon dieses alte englische Sprichwort. Den Beweis für die Richtigkeit hat jetzt erstmals eine Untersuchung der University of California erbracht. Der Genuss von Äpfeln oder Apfelsaft kann tatsächlich das Risiko einer Herzerkrankung verringern. Schutzstoffe in Äpfeln, aber auch in Apfelsaft verhindern ungünstige Veränderungen des »schlechten« LDL-Cholesterins und schützen dadurch vor Arterienverkalkung. Die Teilnehmer mussten sechs Wochen lang täglich 360 ml – das entspricht etwa zwei Gläsern – Apfelsaft trinken und weitere sechs Wochen täglich zwei Äpfel mit Schale essen. Die Forscher bestimmten nach dieser Zeit, wie schnell der Blutfettstoff Cholesterin unter dem Einfluss einer Chemikalie zerfällt. Je langsamer das Cholesterin zerfällt, desto größer ist der Schutz vor Gefäßverkalkungen und Herzinfarkt. Am besten wirkte Apfelsaft. Er konnte die Veränderungen des Cholesterinmoleküls um 20 Prozent bremsen, aber auch der Genuss von Äpfeln hatte eine Schutzwirkung. Überraschend war, dass die positive Wirkung bereits nach nur sechs Wochen Apfelsaftgenuss eintrat. Bereits diese kleine Ernährungsänderung kann eine wichtige Rolle für die Herzgesundheit spielen.

## Aprikosen – die gelbe Frucht mit hohem Schutzfaktor

Sie schmecken zuckersüß und haben dennoch einen erstaunlich niedrigen glykämischen Index von 33. Ihr Gehalt an Carotinoiden, der in getrockneten Aprikosen besonders hoch konzentriert ist, macht sie zu einem wichtigen Bestandteil der Besser-Esser-Küche.

## Avocado – die Butter des Waldes

Die »Butter des Waldes« enthält bis zu 30 Prozent wertvoller Fettsäuren. Neben der mehrfach ungesättigten Linolsäure enthalten Avocados vor allem die einfach ungesättigte Ölsäure, die in dieser Größenordnung sonst nur noch in Oliven vorkommt. Die einfach ungesättigten Fettsäuren schützen vor Herzinfarkt und scheinen sich auch positiv auf die Zuckerkrankheit auszuwirken. Empfohlene Dosis: eine Portion pro Woche.

## Brokkoli – dreht die biologische Uhr zurück

Wer regelmäßig Brokkoli isst, dreht seine biologische Uhr zurück, denn das grüne Kreuzblütengewächs enthält Schutzstoffe in hoher Konzentration. Brokkoli gilt unter anderem wegen seines hohen Gehalts an Flavonen und Glucosinolaten als das Antikrebs-Gemüse schlechthin. Die Inhaltsstoffe sollen in hoher Konzentration sogar die Vermehrung von Brustkrebszellen bremsen können. Vor allem in den Stielen ist auch relativ viel Selen – ein Spurenelement, das in unserer Ernährung sonst Mangelware ist – enthalten. Zudem regt Brokkoli die Bildung von Glutathion an, das wichtig für den »Schutzschild« unseres Körpers ist.

## Dunkle Beeren – das blaue Wunder

Rote und schwarzblaue Beerenfrüchte wie Holunder-, Johannis- und Heidelbeeren enthalten zahlreiche wertvolle Inhaltsstoffe. Vor allem die sogenannten »Anthocyane«, die für die rote und blaue Farbe der Beeren verantwortlich sind, scheinen eine positive Wirkung auf die Gesundheit zu haben. Sie sollen vor Viren schützen, das Immunsystem stärken, den Blutdruck senken und Gefäßverkalkungen vorbeugen können. Dunkle Beeren enthalten extrem hohe Konzentrationen an Schutzstoffen (Antioxidantien). Empfohlene Dosis: Dreimal wöchentlich eine Portion Beeren essen oder den entsprechenden Saft trinken.

## Dunkle Schokolade – keine Sünde

Die braune Nascherei ist Gesundheit pur und wirkt manchmal wie ein Medikament. Koffein und Theobromin verbessern die Konzentration, wirken anregend und belebend. Gerbstoffe und pflanzliche Inhaltsstoffe (Polyphenole) sind nicht nur für den bitteren Geschmack der dunklen Schokolade verantwortlich, sondern sie schützen den Körper vor sogenannten Freien Sauerstoffradikalen. Diese aggressiven Stoffe entstehen täglich in großer Menge im Körper und werden für die Entstehung von Herzinfarkt, Krebserkrankungen und Gefäßverkalkung mit verantwortlich gemacht. Schweizer Forscher konnten jetzt nachweisen, dass die Polyphenole aus der Schokolade im Magen nicht abgebaut werden, sondern ins Blut gelangen, wo sie ihre schützende Wirkung entfalten können. Aktuelle Untersuchungen zeigten, dass nach dem Genuss von dunkler Schokolade im Blut der Gehalt an Antioxidantien, das sind Schutzstoffe, die altmachende Sauerstoffradikale unschädlich machen, deutlich ansteigt (Nature, Bd. 424, S. 1013, 2003). Milch hebt allerdings die Schutzwirkung wieder auf – kein Freispruch also für die Milchschokolade. Um von der Heilkraft der Schokolade profitieren zu können, sollte sie wohldosiert wie ein Medikament und nicht wie ein Nahrungsmittel genossen werden, denn neben den schützenden Inhaltsstoffen enthält sie auch eine nicht unerhebliche Menge Fett. Je dunkler die Schokolade ist, desto höher ist übrigens der Anteil an schützenden Gerbstoffen und Polyphenolen. Besser-Esser sollten deshalb Schokolade mit mindestens 70 Prozent Kakaoanteil bevorzugen – für Fortgeschrittene gibt es die Nascherei sogar mit 99 Prozent Kakaoanteil. Empfohlene Dosis: Täglich ein kleines Stück.

## Haferflocken und Haferkleie – Jungbrunnen der Müller

Müsli, Haferbrei oder Porridge ist der gesunde Start in den Tag. Im Rahmen epidemiologischer Untersuchungen fiel auf, dass die niederländischen Müller außergewöhnlich niedrige Cholesterinwerte aufwiesen. Der Grund: Sie aßen täglich mehrmals Gerichte mit Hafer. Die in Haferflocken und Haferkleie enthaltenen wasserlöslichen Faserstoffe werden von Darmbakterien in kurzkettige Fettsäuren umgewandelt. Diese regen den Organismus an, weniger »schlechtes« LDL-Cholesterin und mehr »gesundes« HDL-Cholesterin zu produzieren. Bei vielen Menschen kann dadurch der Cholesterinspiegel innerhalb weniger Wochen aus dem gefährlichen in den sicheren Bereich gesenkt werden.

## Joghurt – muss leben

Joghurt enthält neben wertvollem Eiweiß und Kalzium vor allem Milchsäurebakterien (Laktobazillen), die das Immunsystem stärken und den Darm vor schädlichen Keimen schützen. Allerdings müssen die Joghurtbakterien dazu lebend und in ausreichend hoher Konzentration in den Darm gelangen. Die neuen probiotischen Joghurts enthalten deshalb lebende Laktobazillen in hoher Konzentration. Wer diese Joghurts regelmäßig verzehrt, bringt dadurch die Abwehrkräfte auf Vordermann und bekommt tatsächlich seltener eine Erkältungskrankheit.

## Knoblauch – nutzt nur, wenn er stinkt

Der Geruch ist das einzig Negative an der tollen Knolle. Ansonsten kann man mit Knoblauch nicht nur Vampire vertreiben, sondern der regelmäßige Genuss kann Krankheitserreger abtöten, Krebszellen in ihrem Wachstum behindern, das Blut verdünnen und so Blutgerinnsel verhindern. Allerdings wirkt Knoblauch nur dann, wenn er stinkt, denn der wichtigste Wirkstoff ist die schwefelhaltige Verbindung Allicin. Geruchlose Knoblauchpillen nutzen wahrscheinlich nicht viel, denn hier ist viel zu wenig Allicin enthalten.

## Kohl – reguliert den Östrogenspiegel

Weißkohl, Rotkohl, Chinakohl, Kohlrabi, Wirsing – die Kohlfamilie ist groß, inzwischen gibt es mehr als 30 Arten. Kein Wunder, denn das Gemüse, das zur Familie der Kreuzblütengewächse zählt, ist eine der ältesten Kulturpflanzen der Welt. Kohl enthält sogenannte »Indolcarbinole«, die körpereigenes Östrogen in weniger aktives Catechol-Östrogen umwandeln und dadurch das Brustkrebsrisiko senken können. Untersuchungen am Menschen haben gezeigt, dass bereits nach einer Woche verstärkt Östrogenabbauprodukte ausgeschieden werden, wenn täglich etwa 400 g Weißkohl verzehrt werden. Der bekannteste Kohlvertreter, das Sauerkraut, ist zudem ein hervorragender Vitamin-C-Lieferant.

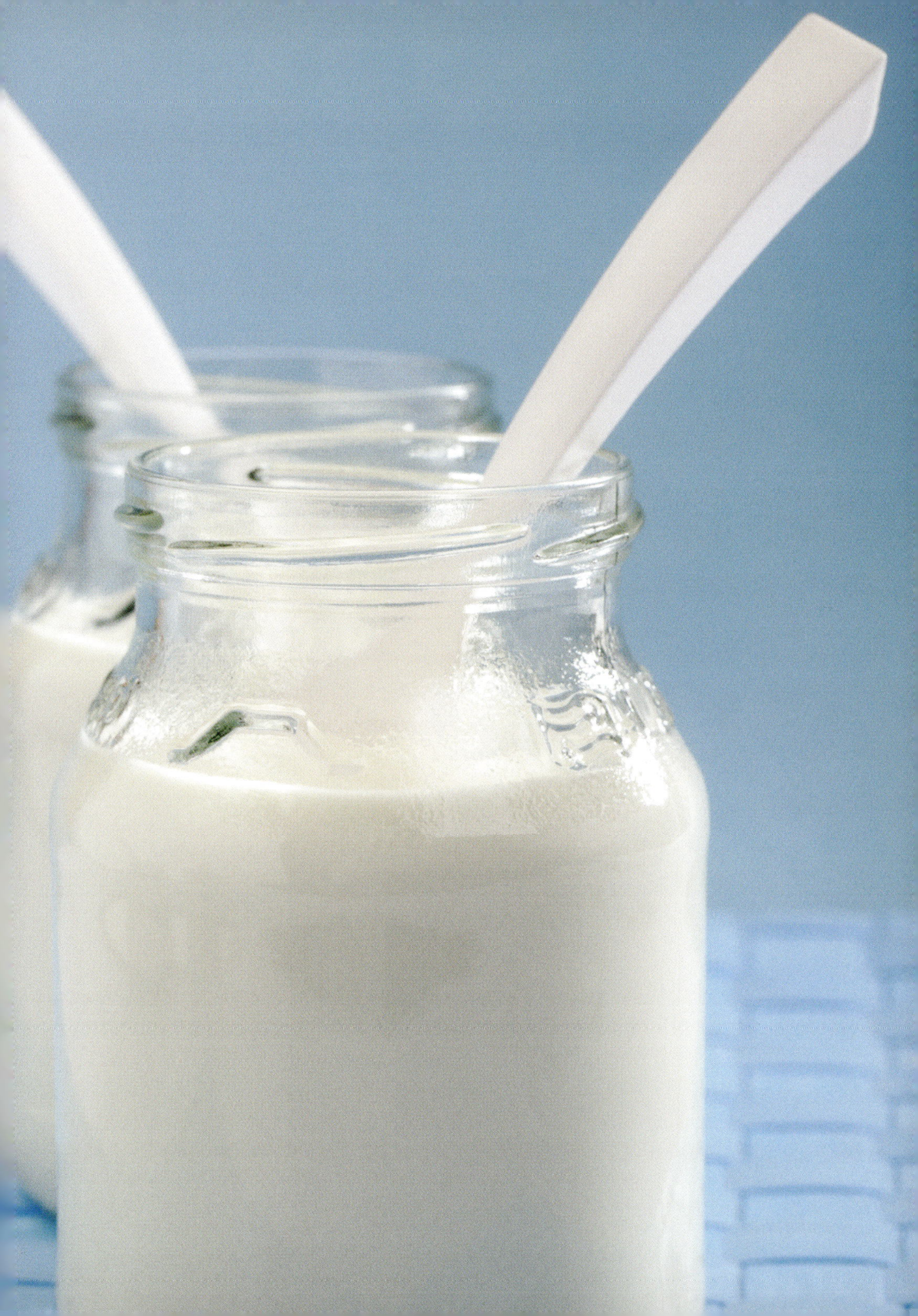

## Kräuter – Geschmack, der gesund macht

Platz für einen kleinen Kräutergarten ist auf der schmalsten Fensterbank und dem kleinsten Balkon. Diese Gewürze sind randvoll mit sekundären Pflanzenstoffen, Spurenelementen, Vitaminen und heilenden Inhaltsstoffen. Je vielfältiger Sie mit Kräutern würzen, desto besser sind Sie mit den wichtigen Schutzstoffen versorgt.

## Leinsamen – ein europäischer Hormonersatz

Leinsamen enthält Lignane, die zur Gruppe der Phytohormone zählen und den Östrogenspiegel günstig beeinflussen. Wer täglich etwa 10 g Leinsamen verzehrt, nimmt damit bereits eine ausreichende Menge Phytohormone (30–50 mg) auf. In vielen Fällen kann diese Menge ausreichen, leichte Wechseljahrsbeschwerden zu lindern. Im Leinsamen steckt auch noch ein hoher Gehalt an Alpha-Linolensäure, einer ungesättigten Fettsäure, die den Cholesterinspiegel senken kann. Leinsamen reguliert die Verdauung auf natürliche Weise.

## Olivenöl und Oliven – mediterranes Gold

Oliven oder auch das daraus gewonnene Olivenöl werden nicht umsonst mit Gesundheit und Langlebigkeit der Menschen in mediterranen Ländern in Verbindung gebracht. Das darin enthaltene Oleuropein kann vor Herzinfarkt schützen, denn es beeinflusst den Cholesterinspiegel günstig und verdünnt das Blut. Zudem hat es eine hohe antioxidative Wirkung und macht dadurch Radikale unschädlich. Durch regelmäßige Verwendung von Olivenöl kann sogar der Blutzuckerspiegel bei Diabetikern günstig beeinflusst werden. Seien Sie beim Kauf wählerisch. »Extra vergine« oder »extra kaltgepresst« steht für das wertvollste Olivenöl aus der ersten Pressung.

## Paranüsse – besser als Selentabletten

Paranüsse sind das selenreichste Nahrungsmittel. Das Spurenelement Selen ist in Mitteleuropa Mangelware. »Alterskrankheiten« wie Herzinfarkt, Arterienverkalkung, Zuckerkrankheit, Augenschäden und Krebs werden mit einem Selenmangel in Verbindung gebracht. Eine Handvoll frisch geknackter Paranüsse deckt den Tagesbedarf an Selen, der etwa 100 µg beträgt. Auch der Chromanteil liegt recht hoch. Chrom ist vor allem für zuckerkranke Menschen wichtig. Das Spurenelement unterstützt das blutzuckersenkende Hormon Insulin bei seiner Arbeit und kann so den Blutzuckerspiegel günstig beeinflussen. Empfohlene Dosis: Täglich mindestens fünf Paranüsse essen.

## Soja – asiatischer Hormonersatz

Im Japanischen gibt es kein Wort für »Hitzewallungen«. Während in Europa und Amerika bis zu 80 Prozent der Frauen darunter leiden, treten diese Beschwerden in Japan und China sehr viel seltener auf. Der Grund: In asiatischen Ländern gehören Sojaprodukte zu den Grundnahrungsmitteln und ein wichtiger Inhaltsstoff der Sojabohne sind Phytohormone, die einen Mangel an weiblichen Östrogenen sanft ausgleichen können. Mit dem Verzehr von Pflanzenöstrogenen bereits von Kindheit an bringt man auch das deutlich geringere Brust- und Prostatakrebsrisiko in asiatischen Ländern in Verbindung. Zahlreiche weitere positive Hormonwirkungen wie Verringerung des Risikos für Herz-Kreislauf-Erkrankungen, Senkung des Cholesterinspiegels und Schutz vor Knochenschwund (Osteoporose) sind inzwischen gut erforscht. Wer die Phytohormonzufuhr etwas erhöhen möchte, sollte häufiger statt auf Sahne oder Milch auf Sojaprodukte zurückgreifen. Auch Männer können diese Nahrungsmittel verzehren, ohne Angst vor einer »Verweiblichung« haben zu müssen.

## Tomaten – auch als Sauce ein Jungbrunnen

Nicht nur rohe Tomaten, sondern auch Tomatensauce, Tomatensaft oder Tomatenmark sind wahre Jungbrunnen. Verantwortlich für die gesunde Wirkung sind die darin enthaltenen sekundären Pflanzenstoffe: Tomaten enthalten große Mengen des roten Farbstoffs Lycopin, der vor vorzeitiger Alterung, vor Herzinfarkt und Prostatakrebs schützen kann. Forscher der Cornell University in Ithaca haben festgestellt, dass durch besonders langes Kochen der Tomaten mehr Lycopine freigesetzt werden als beim kurzen Dünsten. Durch das Erhitzen werden die Zellhüllen aufgebrochen und damit das Lycopin freigesetzt. Im Rahmen einer Untersuchung wurden Tomaten bei 88 Grad zwei, 15 und 30 Minuten gekocht. Dabei sank zwar der Vitamin-C-Gehalt, der Lycopin-Gehalt stieg aber um 54 bzw. 164 Prozent.

Wer gerne Pizza oder Pasta isst, hat aber noch mehr Gründe italienisches Essen zu genießen. Gerichte mit Tomatenmark sind ein hervorragender Sonnenschutz – so das Ergebnis einer Studie des Instituts für Physiologische Chemie der Düsseldorfer Heine-Universität. Mit der Untersuchung konnte erstmals wissenschaftlich nachgewiesen werden, dass mit »gängigen Lebensmitteln aus dem Supermarkt« ein Hautschutzeffekt erzielt wird, erklären die Leiter der Studie Prof. Wilhelm Stahl und Prof. Helmut Sies. Wer über einen längeren Zeitraum täglich Speisen mit etwa 40 g Tomatenmark genießt, der erzielt auf der Haut einen Sonnenschutzeffekt, der einer Sonnencreme mit dem Faktor zwei bis drei entspricht. Natürlich macht diese Ernährung nicht die Anwendung einer Sonnencreme vor einem Sonnenbad überflüssig – ein »Grundschutz« für die Haut wird damit aber erreicht. Bei den »Testessern« sei ein deutlicher Schutzeffekt nach etwa zehn Wochen aufgetreten. Nach etwa zweiwöchiger »Tomatenabstinenz« geht der Schutz aber leider wieder verloren. Auch hierfür wird vor allem das Tomatenpigment Lycopin verantwortlich gemacht. Es befindet sich in sehr hohen Konzentrationen in handelsüblichem Tomatenmark. Essen Sie Tomaten deshalb nicht nur roh, sondern genießen Sie häufiger mal Pasta mit Tomatensauce und dazu ein gutes Glas Chianti – Ihrer Gesundheit zuliebe.

## Zwiebeln – es lohnt sich manchmal, Tränen zu vergießen

Schwefelhaltige Verbindungen in Zwiebeln regen die Bildung des wichtigen Glutathions an und schützen vor freien Radikalen. Zwiebelinhaltsstoffe verdünnen das Blut und beugen so Blutverklumpungen vor. Studien aus Hawaii, China und Griechenland zeigen, dass ein hoher Zwiebelkonsum (täglich mindestens eine halbe Zwiebel) das Risiko für Magen- und Dickdarmkrebs senken kann.

# Besser-Esser-Getränke mit besonderer Wirkung

Um gesund zu bleiben, benötigen Sie täglich etwa 2,5 l Flüssigkeit. Würden Sie den Flüssigkeitsbedarf mit »Soft Drinks« wie Limonade oder Cola decken, kämen zusätzlich 1000 (!) Kalorien auf Ihr Energiekonto, ohne dass wir damit dem Körper nennenswerte Mengen Vitalstoffe zugeführt hätten. Deshalb empfehlen wir, den Flüssigkeitsbedarf durch kalorienarme und kalorienfreie Getränke zu decken.

## Wasser – eine klare Sache

In Deutschland ist die Wasserqualität so gut, dass man überall Leitungswasser trinken kann. Wenn Sie Mineralwasser bevorzugen, wählen Sie solche Sorten, die ausreichend Kalzium und Magnesium, aber wenig Kochsalz (Natriumchlorid) enthalten. Werfen Sie dazu einen Blick auf das Flaschenetikett. Hier finden Sie die Angaben zu den Inhaltsstoffen. Ein geeignetes Mineralwasser sollte pro Liter nicht mehr als 20 mg Natrium enthalten. Gut ist es, wenn das Wasser außerdem mindestens 200 mg Kalzium und mehr als 100 mg Magnesium enthält.

## Grüner Tee – die asiatische Wunderwaffe gegen das Altern

Ein hervorragendes Getränk für Besser-Esser ist Tee, und hier besonders die »grüne Variante«. Er liefert nicht nur – ganz ohne Kalorien – die benötigte Flüssigkeit, sondern enthält zahlreiche wertvolle Inhaltsstoffe, die uns viel wirkungsvoller vor den alt machenden Sauerstoffradikalen schützen als Vita-

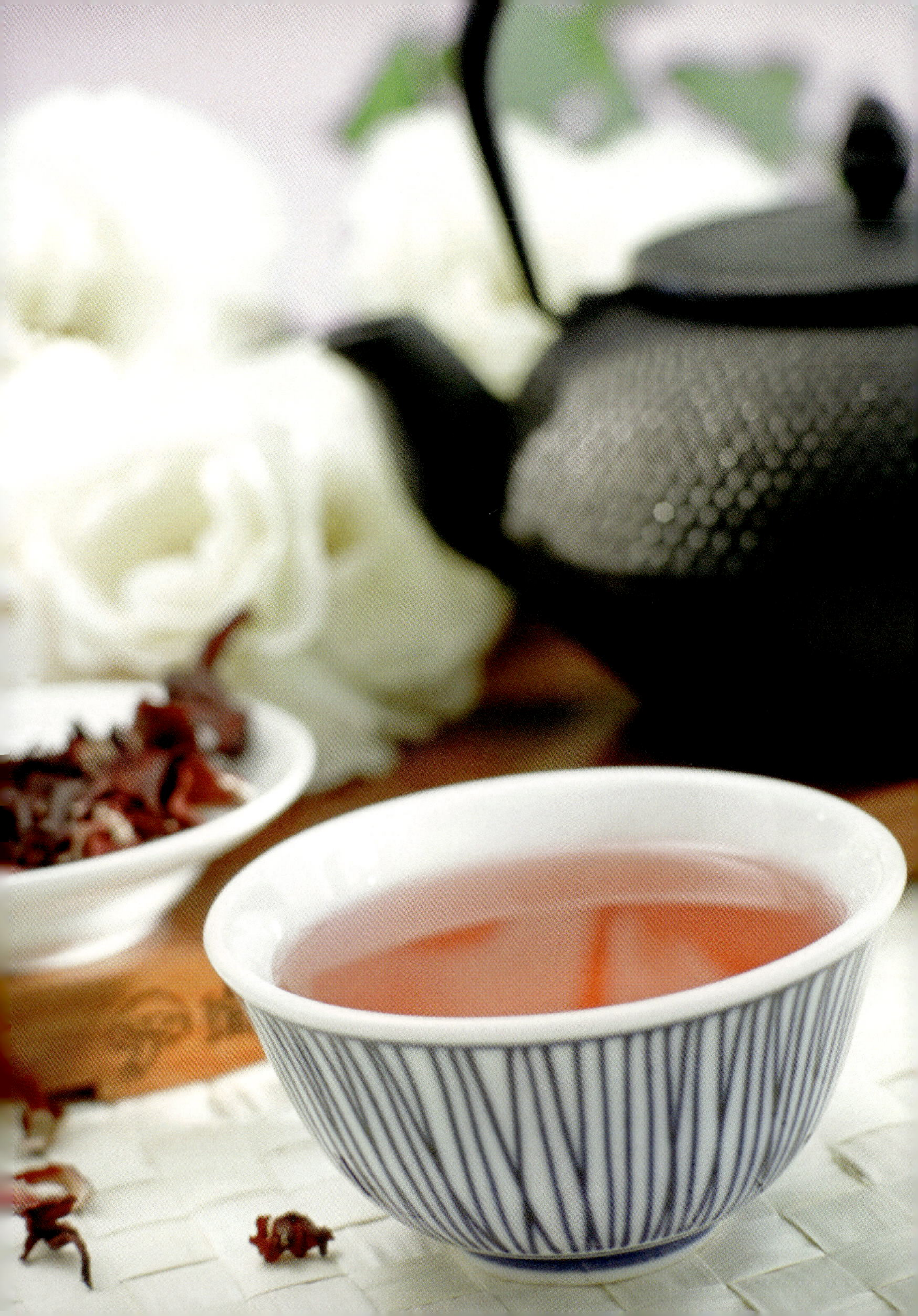

min-C- oder Vitamin-E-Tabletten. Grüntee-Extrakte werden inzwischen auch in der Kosmetikindustrie eingesetzt, um die Haut vor Falten und Alterserscheinungen zu bewahren. Wissenschaftlern fiel schon vor Jahren auf, dass in Gegenden, in denen sehr viel grüner Tee konsumiert wird, Hautkrebs seltener auftritt als in Regionen mit niedrigerem Teeverbrauch, aber vergleichbarer Sonneneinstrahlung. Auch Magentumore wurden seltener diagnostiziert. Seitdem wird grüner Tee weltweit untersucht und in seine Bestandteile zerlegt. Inzwischen weiß man, dass verschiedene Phenole, vor allem das sogenannte »Catechin«, für die krebsschützende Wirkung verantwortlich sind. Diese Inhaltsstoffe verhindern offensichtlich das ungebremste Wachstum von Krebszellen. Die chemische Zusammensetzung des grünen Tees entspricht fast der von frischen Teeblättern. Phenole sind noch in hoher Konzentration (bis zu 30 Prozent des Trockengewichts) enthalten.

So wirkt Tee am besten:

- Geben Sie zunächst eine ausreichende Menge Teeblätter (ein Teelöffel pro Tasse) in eine Teekanne. Achten Sie beim Einkauf auf eine Teesorte aus biologischem Anbau, denn konventionell angebaute Teesorten weisen oft einen sehr hohen Pestizidgehalt auf.
- Bei schwarzem Tee muss das Wasser sprudelnd kochen, zur Zubereitung von grünem Tee sollte die Wassertemperatur zwischen 75–80 Grad liegen, sonst verliert der Tee seine grüne Farbe und sein Aroma.
- Bei grünem und schwarzem Tee auf Milch verzichten, denn dadurch wird die Aufnahme wichtiger Inhaltsstoffe (Polyphenole) blockiert.
- Kurze Aufgusszeiten sind etwas für Teegenießer. Wenn es um die Gesundheit geht, sollte man den Tee länger ziehen lassen, damit die Tee-Polyphenole aus den Teeblättern auch in die Tasse gelangen. Nach fünf Minuten sind bereits 84 Prozent der Wirkstoffe extrahiert, nach 10 Minuten mehr als 95 Prozent.
- Grüner Tee lässt sich auch ein zweites Mal aufgießen. Beim zweiten Mal sollte er aber weniger lange ziehen, sonst wird er bitter.

- Um Krankheiten vorzubeugen, reichen täglich vier kleine Tassen (0,4 l), als Heilmittel sollten es aber besser fünf bis zehn Tassen (0,5 bis 1 l) Tee sein. Auf diese Mengen beziehen sich zumindest die meisten Studien.

## Säfte – hoch konzentrierter Schutz

Wertvolle Pflanzenstoffe in hoher Konzentration, die unsere Gesundheit fördern und vor so manchen Krankheiten schützen, liefern auch Fruchtsäfte. Wer wöchentlich mindestens drei Gläser Obst- oder Gemüsesaft trinkt, kann sein Alzheimer-Risiko laut einer Studie der amerikanischen Vanderbilt-Universität in Seattle um etwa 75 Prozent senken. Das erbrachte die Auswertung der Daten von rund 2000 Teilnehmern einer Demenz-Studie (Demenz = Verfall der geistigen Leistungsfähigkeit). Zehn Jahre lang hatten sich die Forscher besonders für die Ernährungsgewohnheiten und den Saftkonsum der Teilnehmer interessiert. Offensichtlich schützen bestimmte Pflanzeninhaltsstoffe im Saft die Gehirnzellen vor Schäden. Achten Sie auf Säfte ohne Zuckerzusatz, wenn Sie diese nicht selber frisch pressen. Besonders schutzstoffreich sind Beerensäfte (Holunder, Kirsch, Johannisbeere, Trauben) (siehe Liste des Schutzstoffgehaltes). Allerdings stehen Säfte in Bezug auf ihren Kaloriengehalt den Softdrinks in nichts nach. Bevorzugen Sie deshalb zum Durstlöschen die kalorienärmeren Saftschorlen bzw. berücksichtigen Sie die Säfte auch in Ihrer Kalorienbilanz.

## Rotwein – tut dem Herzen gut

Auch auf ein Glas Rotwein (150 bis 250 ml) müssen Sie nicht verzichten. Ganz im Gegenteil: Rotwein enthält wichtige Schutzstoffe gegen zahlreiche Beschwerden. Besonders hervorzuheben ist der hohe Gehalt an »Anthocya-

nen«. Diese Pflanzenstoffe bremsen sehr wirkungsvoll Alterungsvorgänge ab, haben einen günstigen Einfluss auf die Sehfähigkeit und schützen vor Herz-Kreislauf-Krankheiten. Durchschnittlich nehmen wir in Deutschland mit unserer Ernährung 2,7 mg Anthocyane pro Tag auf. Doch schon ein halbes Glas Rotwein (100 ml) liefert zwischen 24 und 35 mg dieser wichtigen Schutzstoffe (Watzel 2002).
Mäßiger, aber regelmäßiger Rotweinkonsum scheint zudem eine weitere genussvolle Möglichkeit zu sein, die Gefäße zu schützen und das Gehirn im Alter auf Trab zu halten. Eine französische Forschergruppe untersuchte mäßig trinkende und abstinente Senioren auf Anzeichen nachlassender geistiger Leistungsfähigkeit. Das Ergebnis: Das Demenzrisiko der Rebensaftfreunde betrug nur ein Fünftel des Risikos, das sich für die Gruppe der »Nichttrinker« errechnete. Als mäßige Trinker galten Teilnehmer, die täglich zwischen einem viertel und einem halben Liter Rotwein zu sich nahmen. Ähnliches wurde zuvor schon in Bezug auf Herz-Kreislauf-Krankheiten festgestellt: Wer Rotwein in Maßen trinkt, ist vor Herzinfarkt und Gefäßverkalkung besser geschützt als Abstinente. Möglicherweise spielt hier der hohe Gehalt an Antioxidantien im Rotwein sowie die blutverdünnende Wirkung des Alkohols eine Rolle.

## Kaffee – weckt die Lebensgeister

Kaffee in unterschiedlichen Zubereitungsformen gehört in Deutschland zu den Alltagsgetränken. Die anregende Wirkung des Kaffees ist jedem bekannt. Das darin enthaltene Koffein ist eine gute Starthilfe am Morgen und vertreibt rasch die Müdigkeit. 50 bis 150 mg Koffein sind in jeder Tasse enthalten. Etwa 30 Minuten nach dem Kaffeegenuss erreicht das Koffein schon seine maximale anregende Wirkung, nach drei bis sechs Stunden ist die Hälfte wieder abgebaut. Doch Kaffee ist nicht nur das ideale Getränk gegen Müdigkeit, sondern liefert auch Schutzstoffe gegen freie Radikale und hat deshalb unbestritten – wenn er in Maßen getrunken wird – auch gesundheitliche Vorteile. Diese können sie jedoch nur voll ausschöpfen, wenn Sie den Kaffee ohne Milch und Zucker trinken, denn Milch schränkt die schützende Wirkung ein. Wenn Sie Kaffee trinken, sollten Sie die Menge auf drei (normale) Tassen täglich begrenzen. Alternativ dazu können Sie auch drei Tassen Espresso trinken. Trinken Sie Kaffee nicht mehr nach 15.00 Uhr.

# Besser-Esser-Regeln

Wir haben Ihnen ja versprochen, dass es ganz einfach ist, ein Besser-Esser zu werden. Trotzdem geht das sicher nicht von heute auf morgen. Nichts lässt sich nämlich so schwer umstellen, wie eingefahrene Ernährungsgewohnheiten. Setzen Sie sich deshalb nicht unter Druck. Versuchen Sie zunächst, die Regeln für Besser-Esser-Anfänger umzusetzen. Wenn das gut klappt und in »Fleisch und Blut« übergegangen ist, können Sie nach vier Wochen die Besser-Esser-Regeln für Fortgeschrittene ausprobieren.

## Besser-Esser-Regeln für Anfänger

**Erster Monat:**

- Trinken Sie jeden Tag ein Glas Saft! Die deutsche Gesellschaft für Ernährung empfiehlt, jeden Tag fünf Portionen Obst und Gemüse zu verzehren (eine Portion = etwa eine Handvoll Obst oder Gemüse). Eine davon können Sie durch Saft abdecken. Säfte liefern nicht nur konzentrierte Pflanzenstoffe, sie schützen auch – so die Ergebnisse verschiedener Untersuchungen – vor Demenz, Herzkrankheiten und Hautalterung. Und das vielleicht beste Argument: Sie schmecken einfach klasse! Trinken Sie nicht nur Apfel- oder Orangensaft, sondern probieren Sie auch mal rote Beerensäfte aus Kirschen, Holunder- oder Johannisbeeren aus. Diese versorgen Sie mit einem Vielfachen an Schutzstoffen.
- Tauschen Sie Butter, die sehr viele gesättigte Fettsäuren enthält, gegen eine Olivenöl- oder Rapsöl-Margarine aus (bitte verwenden Sie keine Sonnenblumenöl-Margarine – diese enthält die falschen Fettsäuren).

Dieser erste Schritt fällt sicher sehr leicht, weil man den Unterschied zu Butter kaum bemerkt.

- Eröffnen Sie in Ihrer Küche eine Ölbar. Diese sollte drei Öle enthalten:
  - ein kaltgepresstes Olivenöl (extra vergine) – das verwenden Sie für Salatsaucen, zum leichten Anbraten von Gemüse und für Pastasaucen;
  - ein Rapsöl, mit dem Sie zukünftig Fleisch und Fisch anbraten können;
  - ein naturbelassenes Walnussöl, das Salaten und Gemüse die besondere Note gibt.

  (Die Reste von Schweineschmalz, Distel- und Sonnenblumenöl sollten Sie am besten entsorgen).

  Auch dieser Schritt wird Ihnen nicht schwerfallen, denn bisher mussten Sie Ihre Ernährungsgewohnheiten kaum ändern und haben doch – fast unbemerkt – Ihre Fettsäurebilanz optimiert. Sie verzehren zukünftig deutlich weniger schädliche gesättigte Fettsäuren, dafür aber umso mehr der lebenswichtigen einfach gesättigten Fettsäuren (im Olivenöl) und Omega-3-Fettsäuren (in Raps- und Walnussöl).
- Sie können zunächst weiter kochen wie bisher. Zukünftig gibt es aber zu jeder Mahlzeit mindestens eine Portion Obst oder Gemüse oder Salat. Das kostet Sie kaum zusätzliche Zeit. Ein Obstsalat ist natürlich toll, Sie können den Apfel oder die Birne aber auch einfach so essen. Wenn Sie sich das Gemüseputzen mal sparen möchten, sind Sie auch mit Tiefkühlgemüse gut versorgt, denn das liefert fast ebenso viele Vitamine wie frisches Gemüse (siehe S. 62).
- Zum Essen gibt es in der Regel Wasser. Das spart – verglichen mit Softdrinks – nicht nur eine Menge Geld, sondern sogar noch mehr Kalorien. Und schmeckt das Essen nicht plötzlich viel besser, wenn sich der würzige Geschmack des gegrillten Fisches nicht mit dem süßen Colaaroma mischt? Ab und zu ist ein Glas (Rot-)Wein natürlich auch erlaubt. Tee können (und sollten) Sie regelmäßig trinken.

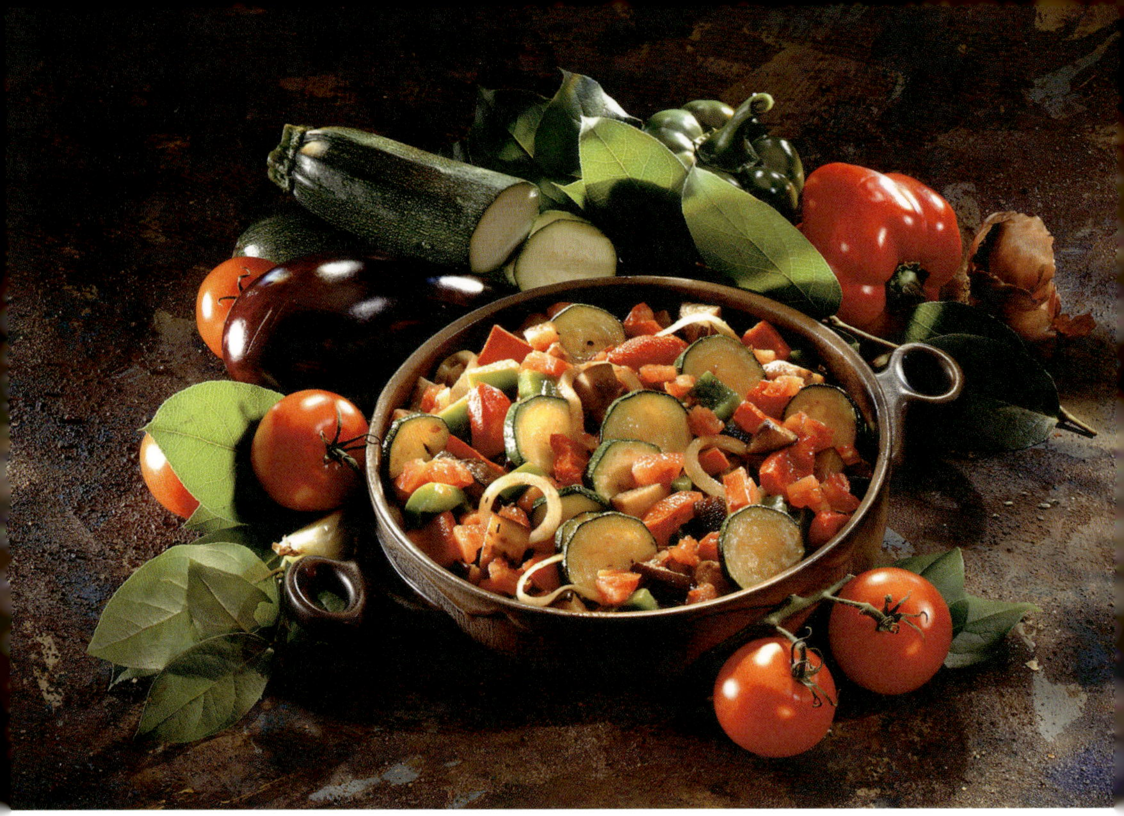

## Besser-Esser-Regeln für Fortgeschrittene

Die ersten vier Wochen waren ja ziemlich einfach. Wenn Sie die Regeln alle verinnerlicht haben, fällt Ihnen der Besser-Esser-Kurs für Fortgeschrittene sicher auch leicht.

**Zweiter und dritter Monat:**

- Essen Sie mindestens einmal pro Woche – später auch zweimal – Fisch. Wenn Sie Fisch beim besten Willen nicht mögen oder vertragen, sollten Sie Ihre Omega-3-Fettsäuren in Kapselform zu sich nehmen. Dazu sollten Sie täglich entweder 1 bis 1,5 g Fischöl oder 1 bis 1,5 g Leinöl (Alpha-Linolensäure-Kapseln) verzehren.
- Schlemmen Sie einen Tag pro Woche fleischfrei. Davor müssen Sie keine Angst haben, denn Wokgemüse mit Reis, Nudeln mit Tomatensauce oder eine deftige Gemüsesuppe klingen nicht gerade nach Entbehrung.

- Setzen Sie mindestens einmal wöchentlich mageres Geflügel auf den Speiseplan.
- Sie mögen Knoblauch, Zwiebeln, Schnittlauch, Basilikum, Rosmarin und andere Gewürze? Nur her damit. Sie dürfen mit diesen »Geschmacksverstärkern« gerne großzügig umgehen.

## Besser-Esser-Regeln für Könner

**Nach dem dritten Monat:**

- Stellen Sie Ihren Ess-Rhythmus nach und nach auf drei Mahlzeiten täglich um – Sie müssen sich möglicherweise erst an die selteneren Mahlzeiten gewöhnen, langfristig bekommt dieser neue Essrhythmus aber Ihrer Gesundheit und Ihrer Figur.
- Achten Sie vermehrt auf die richtigen Nahrungsmittel zur richtigen Tageszeit (siehe S. 55ff.). Essen Sie zum Frühstück kohlenhydratreich, mittags Kohlenhydrate und pflanzliches Eiweiß, abends Fisch, mageres Fleisch, Tofu und dazu Salat oder Gemüse.

# Rezepte

**Die mit 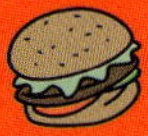 gekennzeichneten Rezepte sind »Besser-Esser-Fast-Food«, d. h., sie stehen in spätestens 15 Minuten auf dem Tisch, die mit 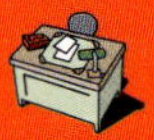 gekennzeichneten Rezepte sind »bürogeeignet«.**

# Frühstück



# Mittagessen

# Abendessen

# Hinweise zu den Rezepten

Besser essen muss nicht schwierig sein. Das beweisen die leckeren Rezepte, die jeder einfach nachkochen kann und mit denen es ganz leicht ist, die »Besser-Esser-Empfehlungen« umzusetzen. Die Erfolgsformel für besseres Essen lautet: einfache Rezepte mit Gesundheitseffekt und gute Planung. Dann ist auch das Argument »zu wenig Zeit« kein Grund, täglich nur Fertiggerichte auf den Tisch zu stellen. Viele unserer Rezepte sind »Fast Food vom Feinsten«. Sie stehen innerhalb von zehn bis 15 Minuten auf dem Tisch. Noch schneller geht es, wenn Sie zum Beispiel Gemüsesuppen am Abend vorbereiten, dann dauert das Erwärmen am nächsten Tag keine fünf Minuten – so schnell bringen Sie noch nicht einmal eine Tütensuppe auf den Tisch. Beginnen Sie mit der Planung des Mittag- oder Abendessens aber nicht erst, wenn Sie die Haustür aufschließen – dann gibt es meist keine Alternative zur Tiefkühlpizza. Denken Sie deshalb drei Tage im Voraus, stellen Sie für diese Zeit einen Speiseplan zusammen und bringen Sie alles Notwendige von Ihrem Einkauf mit. Das spart auch die Zeit für den täglichen Gang zum Supermarkt.

Soweit nicht anders angegeben, sind alle Rezepte für zwei Personen berechnet. Neben den Kalorienangaben finden Sie bei jedem Rezept einen Hinweis darauf, wie viele Portionen Obst und Gemüse das Gericht enthält. Manche Gerichte enthalten gleich zwei oder drei Obst- und Gemüserationen. Durch ein Glas Saft, ein Stück Obst oder einen Beilagensalat kommt ganz leicht noch eine weitere Portion hinzu. Fruchtsäfte dürfen zum Frühstück und Mittagessen getrunken werden, aufgrund des hohen Kohlenhydratgehaltes sollten Sie sie aber abends besser weglassen. Insgesamt sollten Sie täglich mindestens fünf Portionen Obst und Gemüse verzehren – wenn es mehr wird, ist das umso besser. Eine Portion entspricht dabei etwa 120 bis 140 Gramm.

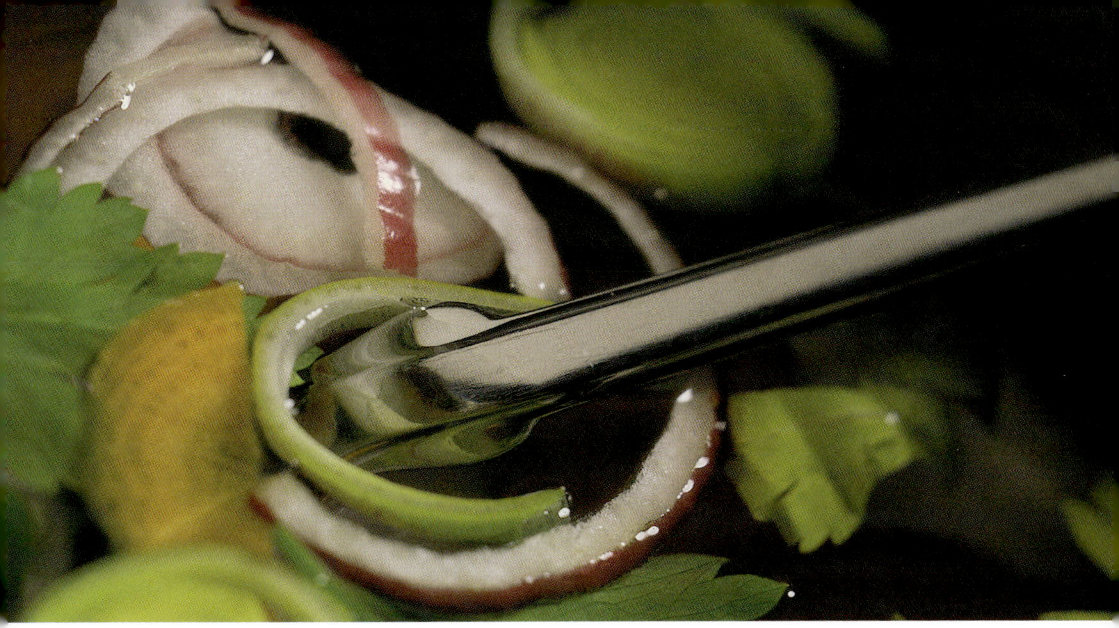

Da das aber recht schwer zu überprüfen ist, wenn man die Gemüsewaage nicht gerade mit ins Restaurant oder die Kantine nehmen möchte, reicht eine einfache Faustregel aus: Eine Portion ist etwa eine Handvoll.
Eine weitere Angabe unter den Rezepten bezieht sich auf das Verhältnis zwischen Omega-6- und Omega-3-Fettsäuren. Optimal ist ein Verhältnis von maximal 8:1 oder niedriger. Gelegentlich sind aber auch Gerichte mit einem höheren Quotienten (10:1 bis 15:1) kein Problem.
In unseren Rezepten verwenden wir gelegentlich Sojamilch oder Sojajoghurt, da diese wertvolle Pflanzenstoffe liefern. Meistens haben wir Sojaprodukte der Firma alproSoja verwendet, die in allen größeren Supermärkten erhältlich sind. Sie können jedoch selbstverständlich auch Sojaprodukte anderer Firmen wählen, z. B. aus Naturkostläden. Falls Sie diese nicht mögen oder unter einer Sojaallergie leiden, können Sie die Sojaprodukte auch einfach durch Joghurt, Milch oder verdünnte Sahne ersetzen.
Wenn Sie mehr darüber wissen möchten, was das leckere Gericht, das Sie gerade verspeisen, für Ihre Gesundheit tut, finden Sie entsprechende Angaben in den Stichworten zur »Besonderen Wirkung« und im »Besser-Esser-Tipp« unter jedem Rezept.
Das Autorenteam wünscht Ihnen guten Appetit!

# Frühstück

Auch wenn Sie es morgens eilig haben, sollten Sie das Frühstück nie ausfallen lassen, denn ohne einen guten Start in den Tag macht sich schon nach ein bis zwei Stunden ein deutlicher Leistungsabfall bemerkbar. Um Zeit zu sparen, können Sie abends schon alle Lebensmittel, die nicht gekühlt werden müssen, bereitstellen. Das Frühstück darf kohlenhydratreich sein, denn das gibt Energie für den Tag. Dennoch sollten Sie auch hier vor allem »Insulinblocker« verzehren – die machen lange satt. Wir haben Ihnen einige Frühstücksvorschläge zusammengestellt. Da die meisten Menschen beim Frühstück aber gar nicht zu viel Abwechslung mögen, können Sie sich auch aus der unten stehenden Zutatenliste Ihre eigene »Start-Mahlzeit« komponieren.

## Geeignete Frühstücksbasics

- Getreideflocken (Vollkorn-Hafer-, Dinkel-, Hirseflocken, Quinoa)
- Zuckerfreie Müslimischungen
- Nüsse, Mandeln, Leinsamen, Sesam, Sonnenblumenkerne
- Vollkornbrot, Vollkorntoast, Vollkornknäckebrot
- Alle Obstsorten außer: Ananas, reifen Bananen, Honigmelonen, Wassermelonen
- Alle Gemüsesorten
- Olivenöl- oder Rapsmargarine, Butter, Erdnussbutter
- Frucht- und Gemüsesäfte ohne Zuckerzusatz
- Sojamilch, Sojajoghurt, Sahne
- Milch in kleinen Mengen, besser Sojamilch oder verdünnte Sahne verwenden (enthält weniger tierisches Eiweiß)

Diese Zutaten besser nicht zum Frühstück essen: Wurst, Käse, Eier, Quark

## Müslimischung

5–6 Portionen

| | |
|---|---|
| 50 g getrocknete Aprikosen | 50 g Quinoa, gepoppt |
| 50 g getrocknete Datteln | 20 g Leinsamen, geschrotet |
| 100 g Haferflocken | 3 EL Orangensaft |
| 50 g Dinkelflocken | 3 EL Sanddornsaft |
| 50 g Hirseflocken | 3 EL Agavendicksaft |

Aprikosen und Datteln sehr fein schneiden. Alle Zutaten vermischen und bei 125 °C im vorgeheizten Backofen 40 Minuten backen. In einem luftdichten Behälter aufbewahren.

Pro Portion:

Kalorien: 247

Obst-/Gemüse-Portionen: 1

Omega-6-FS/Omega-3-FS: etwa 1,6:1

Besondere Schutzwirkung: Blutbildung, Abwehrkräfte, füllt Energiespeicher

### Besser-Esser-Tipp:

Dieses Müsli versorgt Sie mit komplexen Kohlenhydraten, die den Start in den Tag erleichtern und die Glykogenspeicher (Kohlenhydratspeicher), die in der Nacht aufgebraucht wurden, wieder auffüllen. »It keeps you going« äußern sich Briten lobend über ihren morgendlichen Haferbrei (Porridge). Hafer liefert viele Spurenelemente wie Kupfer, Zink, Mangan und Eisen, außerdem hochwertiges Eiweiß und ungesättigte Fettsäuren. Hirse ist eine der eisenreichsten Getreidesorten. Eisen ist wichtig für die Blutbildung und den Sauerstofftransport. Zudem liefert das Getreide viel Kieselsäure – wichtig für Bindegewebe, Haut, Haare und Knochen. Aprikosen enthalten reichlich Beta-Carotin, Sanddornsaft liefert eine gute Portion Vitamin C und Leinsamen versorgt den Körper mit einer zusätzlichen Portion Pflanzenhormone.

## Schnelles Müsli mit unserer Müslimischung

ca. 200 g klein geschnittenes Obst
2–3 EL der Müslimischung
ca. 200 ml Milch- o. Sojaprodukte o. Orangensaft

Obst klein schneiden, mit einigen Esslöffeln der Müslimischung vermengen, mit Milch, Sojaprodukten oder Orangensaft aufgießen.

Pro Portion:
Kalorien: 364
Obst-/Gemüse-Portionen: 247
Omega-6-FS/Omega-3-FS: 1,6:1
Besondere Schutzwirkung: Blutbildung, Abwehrkräfte, füllt Energiespeicher auf

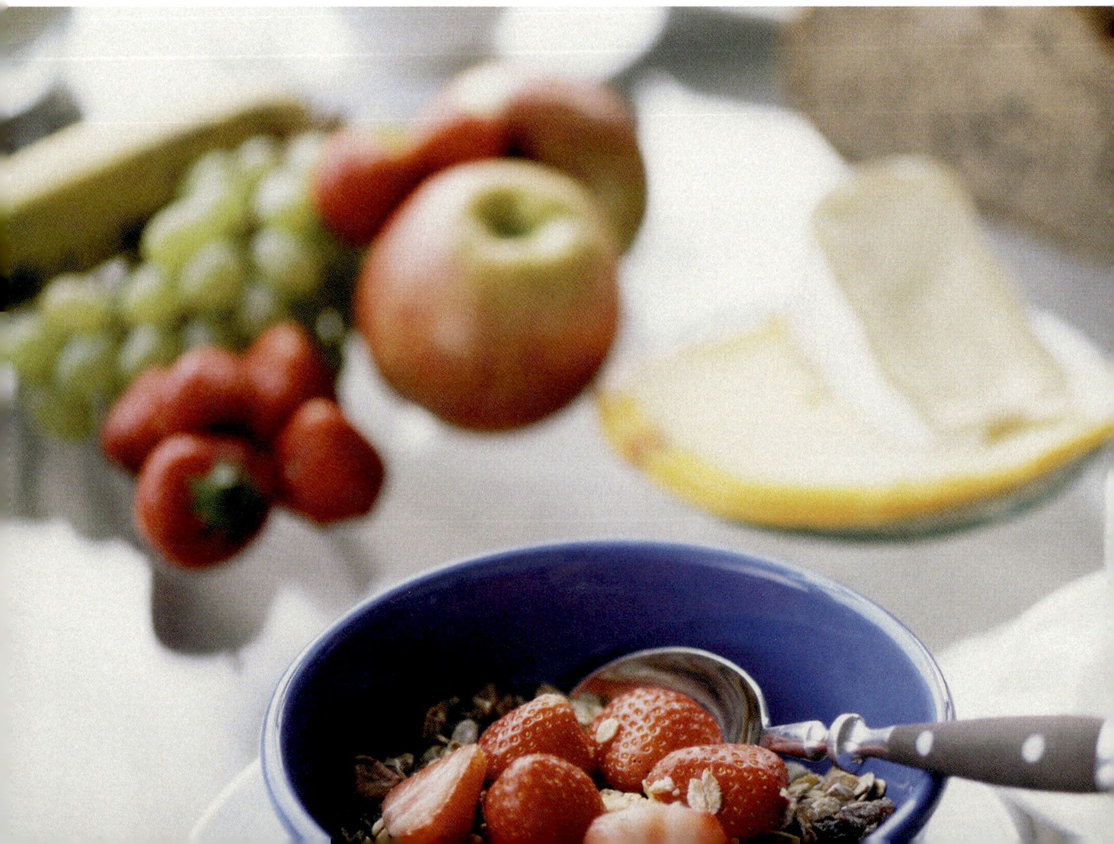

## Birnen-Hirsebrei

| | |
|---|---|
| 100 g Hirse | 1 Birne |
| 200 ml Apfelsaft | 4 EL Walnüsse |

Die gewaschene Hirse in das mit Apfelsaft gemischte Wasser (150 ml) geben, aufkochen und etwa 12 Minuten leicht köcheln lassen. Immer wieder umrühren. Die Birne waschen, halbieren und das Gehäuse entfernen. Birnenhälften raspeln, die Walnüsse hacken. Alle Zutaten unter den Hirsebrei rühren.

**Pro Portion:**

Kalorien: 394

Obst-/Gemüse-Portionen: 1

Omega-6-FS/Omega-3-FS: etwa 6,5:1

Besondere Schutzwirkung: Herz und Gefäße, freie Radikale

### Besser-Esser-Tipp:

Eine große kalifornische Untersuchung an über 30 000 Personen zeigte, dass das Herzinfarktrisiko bei Menschen, die mehrmals wöchentlich Nüsse verzehren, um bis zu 50% niedriger ist als bei Personen, die weniger als einmal pro Woche Nüsse essen. Immerhin enthalten 100 g Walnüsse bis zu 40 g der herzschützenden ungesättigten Fettsäuren, vor allem Omega-3-Fettsäuren. Zusätzlich liefern Nüsse viel Vitamin E, Selen und B-Vitamine. Auch das Hirseöl besteht zu mehr als drei Vierteln aus ungesättigten »Anti-Aging«-Fettsäuren. Birnen zählen zu den »Insulinblockern« und liefern zusammen mit Apfelsaft einen guten Mix aus sekundären Pflanzenstoffen und Antioxidantien, die vor alt machenden freien Radikalen schützen.

Tipp: Versuchen Sie das Rezept auch mal mit anderen Nussarten wie Paranüssen, Pecannüssen oder Macadamianüssen.

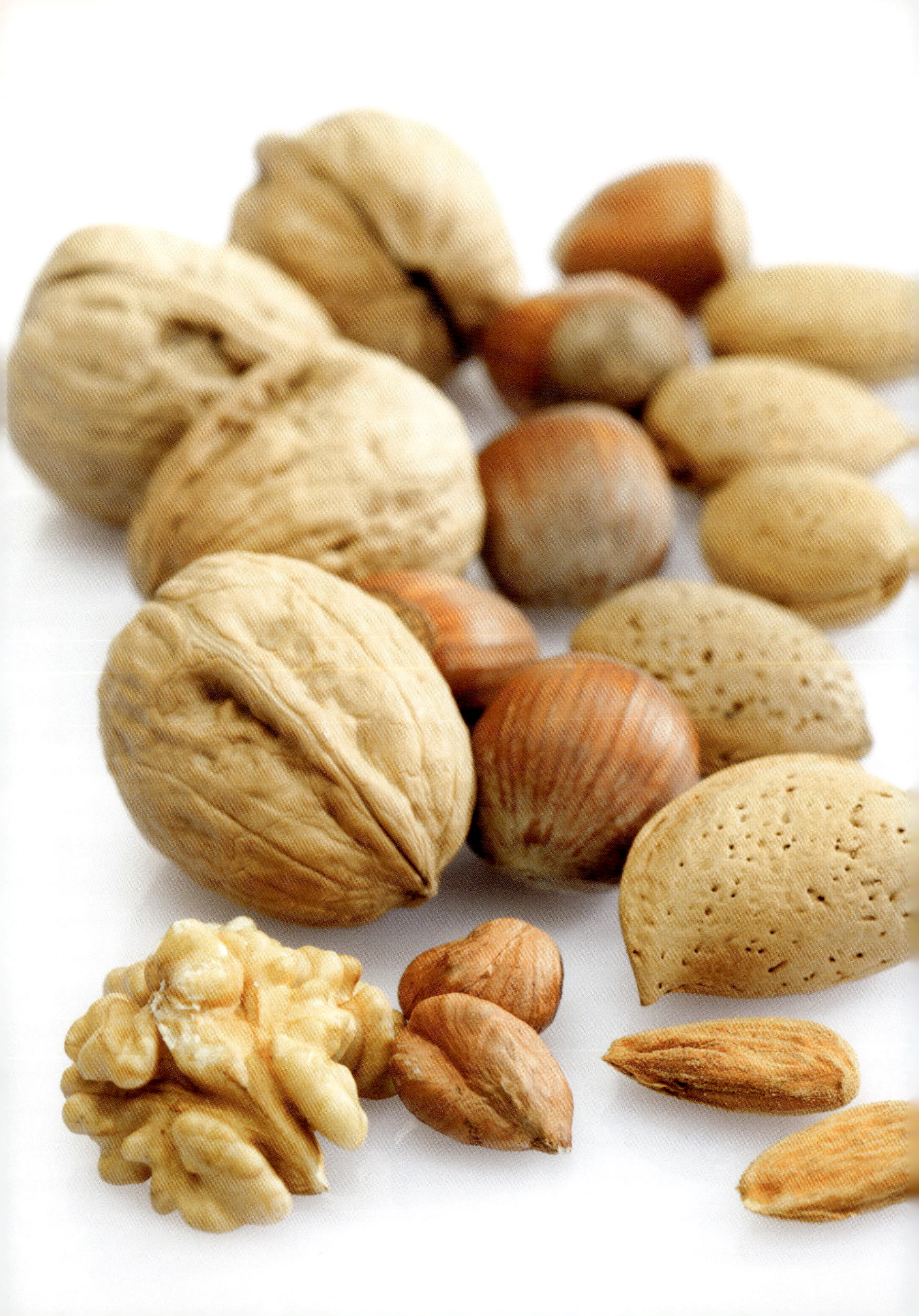

## Dinkelschrotmüsli

6 EL Dinkel (Schrot am Vorabend einweichen!)
1 Apfel
2 Feigen
200 g Magerjoghurt
1 EL Ahornsirup
2 EL Sonnenblumenkerne
1 EL Leinsamen, geschrotet

Dinkel grob schroten und in etwas Wasser einweichen. Abdecken und über Nacht in den Kühlschrank stellen.
Apfel waschen, Gehäuse entfernen und raspeln. Feigen klein schneiden. Zusammen mit den übrigen Zutaten in den Brei rühren. Gut kauen!

Pro Portion:
Kalorien: 391
Obst-/Gemüse-Portionen: 0,5
Omega-6-FS/Omega-3-FS: etwa 3,5:1
Besondere Schutzwirkung: Herz und Gefäße, Hormonsystem

### Besser-Esser-Tipp:

Dinkel ist zwar mit unserem Weizen verwandt, aber er besitzt einen höheren Eiweißgehalt, mehr Vitamine, Magnesium und essentielle Fettsäuren. Leinsamen enthält östrogenartige Inhaltsstoffe, welche die körpereigenen Hormone unterstützen. Wer täglich etwa 10 g Leinsamen verzehrt, nimmt damit bereits eine ausreichende Menge Phytohormone auf. Diese Phytoöstrogene sind auch für Männer wichtig.
Leinsamen enthält sehr viel Omega-3-Fettsäuren. Diese ungesättigten Fettsäuren können Entzündungen lindern und den Cholesterinspiegel auf natürliche Weise senken.

## Englisches Frühstück

8 EL Haferflocken
Salz
4 EL Rosinen
100 ml Orangensaft
2 EL Sojasahne, z. B. Soja cuisine von alpro

400 ml Wasser aufkochen. Haferflocken einstreuen und auf kleiner Stufe gut 10 Minuten quellen lassen. Nach halber Quelldauer Salz und Rosinen einrühren. Am Ende Orangensaft und Sojasahne zugeben. Den Porridge auf 2 Teller verteilen.

Pro Portion:
Kalorien: 218
Obst-/Gemüse-Portionen: 0,5
Omega-6-FS/Omega-3-FS: etwa 11,5:1
Besondere Schutzwirkung: Herz- und Gefäße, Cholesterin, Testosteron

### Besser-Esser-Tipp:

Männer, die regelmäßig Haferflocken essen, unterstützen damit die körpereigene Testosteronproduktion. Haferflocken schützen außerdem wirkungsvoll Herz und Gefäße! Sie enthalten wasserlösliche Faserstoffe, die von Darmbakterien in kurzkettige Fettsäuren umgewandelt werden. Dadurch wird der Organismus angeregt, weniger »schlechtes« LDL-Cholesterin und mehr »gesundes« HDL-Cholesterin zu produzieren. Bei vielen Menschen kann durch regelmäßigen Verzehr von Haferprodukten der Cholesterinspiegel innerhalb weniger Wochen aus dem gefährlichen in den sicheren Bereich gesenkt werden. Sojaprodukte enthalten ebenfalls Inhaltsstoffe, die sich günstig auf den Cholesterinspiegel auswirken.

Tipp: Dazu schmecken auch andere klein geschnittene Früchte oder Beeren.

## Früchtemüsli

- 1 Apfel
- 100 g Erdbeeren
- 50 g getrocknete Aprikosen
- 300 ml Sojamilch
- 20 g Weizensprossen
- 3 EL Haselnussplättchen

Den Apfel waschen und raspeln. Die Erdbeeren und Aprikosen waschen und in feine Scheibchen schneiden.
Die Früchte mit den restlichen Zutaten vermengen.

**Pro Portion:**
Kalorien: 314
Obst-/Gemüse-Portionen: 1
Omega-6-FS/Omega-3-FS: etwa 6,5:1
Besondere Schutzwirkung: Immunsystem, Darmflora, freie Radikale, Haut

### Besser-Esser-Tipp:

Carotinoide sind in getrockneten Aprikosen besonders hoch konzentriert und machen sie so zu einem wichtigen Bestandteil der Besser-Esser-Küche. Zusammen mit den sekundären Pflanzenstoffen aus Äpfeln und Erdbeeren bieten sie einen hervorragenden Schutz vor freien Radikalen.

## Obstsalat mit gerösteten Pinienkernen

- 1 Birne, 1 Apfel
- 100 g Erdbeeren
- 2 Nektarinen
- 1 EL Pinienkerne
- 2 EL geriebene Zartbitterschokolade (mindestens 70% Kakaoanteil)

Das Obst waschen und in mundgerechte Stücke schneiden. Die Pinienkerne ohne Öl in einer beschichteten Pfanne leicht braun rösten. Das Obst auf 2 Müslischalen verteilen, mit den Pinienkernen und den Schokoladenraspeln bestreuen.

Pro Portion:

Kalorien: 263

Obst-/Gemüse-Portionen: 2

Omega-6-FS/Omega-3-FS: etwa 8,5:1

Besondere Schutzwirkung: freie Radikale, Haut, Abwehrkräfte

## Besser-Esser-Tipp:

Erdbeeren enthalten den krebsschützenden Wirkstoff Ellagsäure, außerdem einen hohen Gehalt an sekundären Pflanzenstoffen, die alt machende freie Radikale ausbremsen können. Die roten Beeren liefern sehr viel Vitamin C, eine Portion deckt den Tagesbedarf an dem Altersschutzvitamin. Auch dunkle Schokolade ist eine gute Antioxidantienquelle und schützt bei regelmäßigem Verzehr die Haut vor Sonnenschäden.

## Pumpernickeltaler

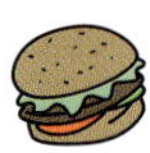

8 runde Pumpernickel

2 TL Tomatenmark

$^{1}/_{3}$ Salatgurke

4 Scheiben »Tofuwurst«

2 EL Alfalfasprossen

Pumpernickel mit dem Tomatenmark bestreichen.
Gurke schälen und in Scheiben schneiden.
Taler mit Gurken, Tofuwurst und Sprossen belegen.

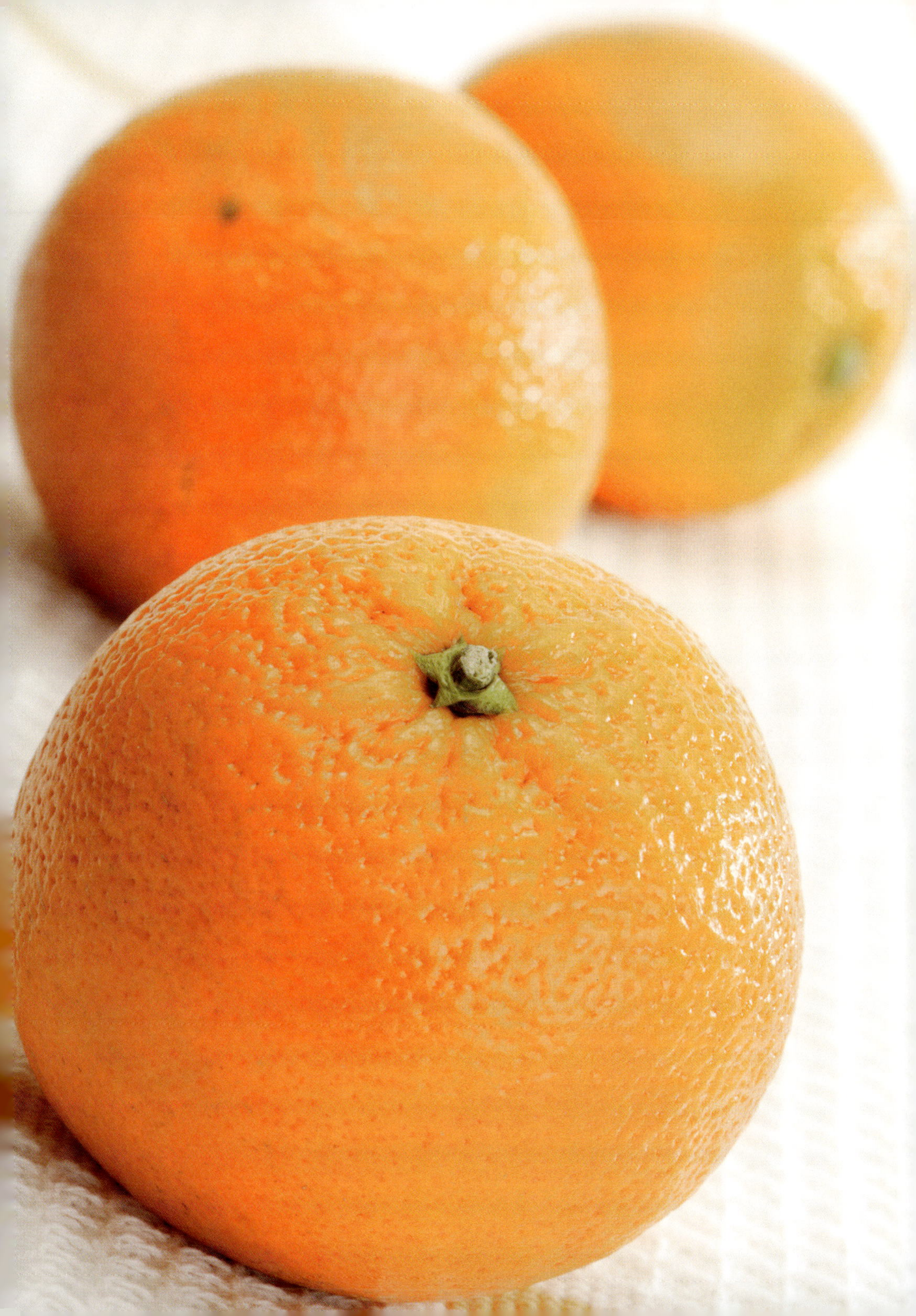

Pro Portion:

Kalorien: 225

Obst-/Gemüse-Portionen: 0,5

Omega-6-FS/Omega-3-FS: etwa 5:1

Besondere Schutzwirkung: Haut, Hormone, Gefäße, Prostata

## Besser-Esser-Tipp:

Wer regelmäßig Gerichte mit Tomatenmark isst, kann dadurch den Sonnenschutz der Haut verbessern – so das Ergebnis einer Studie des Instituts für Physiologische Chemie der Düsseldorfer Heine-Universität. Verantwortlich dafür ist vor allem das Tomatenpigment »Lycopin«. Lycopin hält zudem die Gefäße jung und schützt die Prostata. Alfalfasprossen liefern hoch konzentrierte Phytohormone, die Sie länger jung halten. Pumpernickel beeinflusst den Blutzuckerspiegel deutlich weniger als die meisten anderen Brote.

## Roter Früchte-Shake

150 ml Früchtetee

1 Birne

100 ml Apfelsaft

100 ml roter Traubensaft

100 g gemischte Beeren

1 TL Leinöl

Früchtetee kochen und abkühlen lassen.
Birne waschen, vierteln und Kerngehäuse entfernen.
Alle Zutaten in einen Mixer geben und kräftig vermengen.

Pro Portion:

Kalorien: 162

Obst-/Gemüse-Portionen: 2

Omega-6-FS/Omega-3-FS: etwa 1:2

Besondere Schutzwirkung: Herz, Gefäße, Tumorentstehung, freie Radikale

## Besser-Esser-Tipp:

Roter Traubensaft ist der alkoholfreie Bruder des Rotweins. Zusammen mit roten Beeren, Inhaltsstoffen des Früchtetees und Apfelsaft kommt hier ein extrem hoher Gehalt an schützenden Polyphenolen zusammen. Sie schützen das Herz und halten die Gefäße elastisch. Trauben zählen zu den wenigen Nahrungsmitteln, die nennenswerte Mengen des krebsschützenden Wirkstoffs Ellagsäure enthalten.

Tipp: Verwenden Sie Erdbeeren und Himbeeren, dann haben Sie in diesem Rezept die wichtigsten Ellagsäurelieferanten (Trauben, Himbeeren und Erdbeeren) kombiniert.

## Sojamilch mit Amaranth & Orange

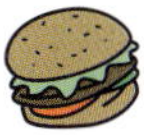

| | |
|---|---|
| 1 Orange | 3 EL Amaranth-Pops |
| 200 ml Sojamilch | 4 EL 4-Korn-Flocken |
| 1 TL Zitronensaft, 2 EL Honig | 2 EL Erdnusskerne |

Orange schälen und klein schneiden.
Joghurt mit Zitronensaft und Honig verrühren, mit den Orangenstücken und dem Getreide mischen. Erdnusskerne darüberstreuen.

**Pro Portion:**

Kalorien: 332

Obst-/Gemüse-Portionen: 1

Omega-6-FS/Omega-3-FS: etwa 20:1

Besondere Schutzwirkung: Blutzucker, Immunsystem, Haut

## Besser-Esser-Tipp:

Amaranth, ein Getreide aus den Anden, lässt den Blutzuckerspiegel nicht ansteigen, lockt nach dem Essen nicht das Insulin und macht so lange satt. Orange und Zitrone liefern Zitrusflavonoide, die die Wirkung des Altersschutzstoffs Vitamin C verstärken – schützt vor Hautalterung, stärkt das Kollagen der Haut und verbessert die Abwehrkräfte.

## Zimt-Apfel-Speise

- $1\frac{1}{2}$ Äpfel
- $\frac{1}{2}$ Zitrone
- 1 Orange
- 200 ml Sojamilch (oder fettarme Milch)
- 2 EL Sahne
- $\frac{1}{4}$ Tl Zimt
- 1 geh. TL Schokoraspel (Zartbitter 70%)
- 1 EL Haselnussplättchen

Die Äpfel waschen, Kerngehäuse herausschneiden und in Stifte schneiden. Mit dem Saft der Zitrone und Orange begießen.
Sojamilch und Sahne mit Zimt und den Schokoraspeln vermischen, auf die Äpfel geben und mit Nüssen bestreuen.

**Pro Portion:**

Kalorien: 234

Obst-/Gemüse-Portionen: 1,5

Omega-6-FS/Omega-3-FS: etwa 6:1

Besondere Schutzwirkung: Herz und Gefäße, Immunsystem, freie Radikale

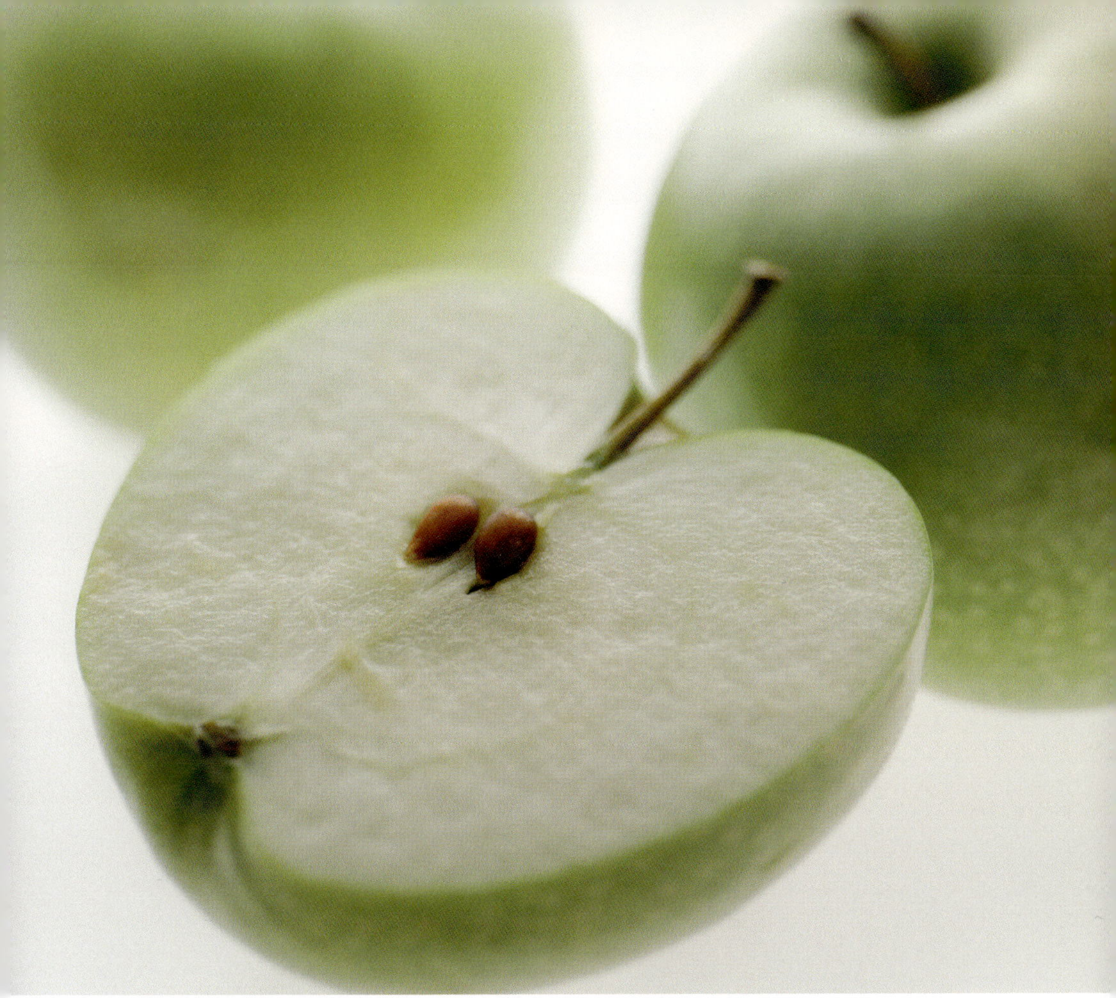

## Besser-Esser-Tipp:

Äpfel haben viel zu bieten. Sie zählen zu den Insulinblockern und beeinflussen den Insulinspiegel kaum. Apfelpektin kann den Cholesterinspiegel senken und so vor Herzinfarkt und Gefäßverkalkung schützen. Äpfel und Zitrusfrüchte versorgen den Organismus mit einer Extraportion Vitamin C. Das ist gut für Immunsystem und Bindegewebe. Gerbstoffe und Polyphenole in dunkler Schokolade sind für den bitteren Geschmack verantwortlich und schützen den Körper vor freien Radikalen.

# Mittagessen

Das Mittagessen sollte eine leichte Mahlzeit sein, die Sie mit reichlich Obst und Gemüse versorgt. Daneben sind leichtverdauliche Kohlenhydrate und etwas pflanzliches Eiweiß wichtig. Diese Kombination verhindert die Mittagsmüdigkeit.
Großen Hunger, aber keine Zeit zum Kochen? Die Ausrede zählt nicht! Denn wir haben für Sie auch »Besser-Esser-Fast-Food« zusammengestellt, das in 10 bis 15 Minuten auf dem Tisch steht und somit jeder Tiefkühlpizza Konkurrenz macht. Einige Gerichte lassen sich auch gut ins Büro mitnehmen (diese sind dann extra gekennzeichnet).

## Salate

### Chicoréesalat mit Paranüssen

| | |
|---|---|
| 2 Chicorée-Stauden | Salatsauce: |
| 1 gelb-grüne Banane | 1/2 Zitrone, |
| 60 g Paranüsse | Salz, Pfeffer, 2 EL Nussöl |

Chicorée waschen und putzen. Wurzelansatz abschneiden und die Blätter im Ganzen lösen. Blätter längs halbieren.
Banane und Paranüsse in Scheiben schneiden und mit dem Chicorée vermischen.
Salatsauce anrühren und über den Salat gießen.

**Pro Portion:**

Kalorien: 373

Obst-/Gemüse-Portionen: 1

Omega-6-FS/Omega-3-FS: etwa 15:1

Besondere Schutzwirkung: Herz und Gefäße, freie Radikale, Krebs, Blutzucker, Verdauung

## Besser-Esser-Tipp:

Die meisten Menschen in Mitteleuropa sind mit Selen unterversorgt. Besonders reichlich ist das seltene Spurenelement in Paranüssen enthalten. Selen schützt vor »Alterskrankheiten« wie Herzinfarkt, Arterienverkalkung, Zuckerkrankheit, Augenschäden und Krebs. Der Salat deckt Ihren Selen-Tagesbedarf. Außerdem liefern die Nüsse noch reichlich Chrom. Dieses Spurenelement unterstützt das blutzuckersenkende Hormon Insulin bei seiner Arbeit und kann so den Blutzuckerspiegel günstig beeinflussen.
Auch Chicorée trägt dazu bei, denn er enthält Inulin, eine Zuckerverbindung, die den Blutzuckerspiegel nicht ansteigen lässt. Der Bitterstoff Intybin verleiht Chicorée nicht nur seinen typischen Geschmack, er unterstützt auch die Verdauung.

## Grünkernsalat

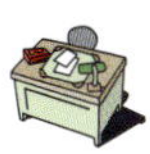

400 ml Gemüsebrühe
100 g Grünkern
1 gelbe Paprika
1 Tomate
100 g Lauch
50 g Schafskäse

Salatsauce:
1 EL Apfelessig
Kräutersalz, Pfeffer
Etwas Senf
3 EL Olivenöl
1/2 Bund Schnittlauch, 2 EL Kresse
2 EL Sonnenblumenkerne

Gemüsebrühe erhitzen und Grünkern etwa 30 Minuten darin garen. Immer wieder umrühren.
Paprika und Tomate waschen und würfeln.
Lauch waschen und in sehr feine Ringe schneiden.
Schafskäse zerbröseln.
Die Salatsauce zubereiten und über die vermischten Salatzutaten geben.
Schnittlauch und Kresse unterheben und mit Sonnenblumenkernen bestreuen.

**Pro Portion:**

Kalorien: 317

Obst-/Gemüse-Portionen: 1,5

Omega-6-FS/Omega-3-FS: etwa 12:1

Besondere Schutzwirkung: Augen, Herz, Gehirn, Gefäße, Immunsystem

## Besser-Esser-Tipp:

Lauch und Kräuter liefern augenfreundliche Carotinoide und viel Folsäure für Herz, Gefäße und Gehirn. Kresse liefert viel Chrom. Das Spurenelement zügelt das alt machende Hormon Insulin. Der hohe Gehalt an einfach ungesättigten Fettsäuren senkt den Cholesterinspiegel und hält die Gefäße geschmeidig. Eine Portion deckt den doppelten Tagesbedarf an Vitamin C. Das stärkt die Abwehrkräfte und schützt vor alt machenden Radikalen.

## Radicchiosalat

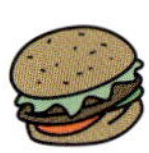

- $^1/_2$ Radicchio, ca. 100 g
- 50 g Rucola
- 50 g gemischte Sprossen
- 1 Schalotte
- 1 Tomate
- 50 g Gurke
- 3 EL Haselnussplättchen

| | |
|---|---|
| Salatsauce: | 1 TL Agavendicksaft |
| 3 TL Essig | 4 TL Traubenkernöl |
| Salz, Pfeffer | Einige Estragonblättchen |

Radicchio und Rucola waschen, putzen und trocknen. Sprossen waschen und abtropfen lassen. Schalotte schälen und in feine Ringe schneiden. Tomate waschen, den grünen Ansatz entfernen und klein schneiden. Gurke schälen und würfeln.
Haselnussplättchen mit allem vermengen.
Salatsauce zubereiten, mit dem Salat vermischen und Estragonblättchen darüberstreuen.

Pro Portion:
Kalorien: 159
Obst-/Gemüse-Portionen: 1,5
Omega-6-FS/Omega-3-FS: etwa 7:1
Besondere Schutzwirkung: Herz, Gefäße, freie Radikale

## Besser-Esser-Tipp:

Radicchio ist eng mit Chicorée und Endiviensalat verwandt und enthält den Bitterstoff Inbytin. Dieser sekundäre Pflanzenstoff wirkt nicht nur verdauungsfördernd, sondern hat auch einen günstigen Einfluss auf die Blutgefäße. Rucola, im Deutschen auch Rauke genannt, weist einen sehr hohen Gehalt an Beta-Carotin und Glucosinolaten auf. Diese sekundären Pflanzenstoffe stärken die Abwehrkräfte und bekämpfen freie Radikale. Den »Antioxidantien-Mix« runden Tomaten und Gurken ab.

Tipp: Schneiden Sie beim Rucola die Stiele ab, denn diese können Nitrat speichern. Nitrate werden im menschlichen Körper teilweise in gesundheitsschädliche Nitrite umgewandelt.

## Suppen

Suppen sind ideal für alle, die mittags wenig Zeit zum Kochen haben. Suppen lassen sich gut vorbereiten und stehen dann am nächsten Tag in fünf Minuten auf dem Tisch. Die meisten Suppen können Sie auch gut einfrieren, sodass es sich lohnt, eine größere Portion zuzubereiten.

# Bohneneintopf

| | |
|---|---|
| 200 g dicke weiße Bohnen | Einige Salbeiblättchen |
| 1 Zwiebel | 400 ml Gemüsebrühe |
| 1 Knoblauchzehe | 2 EL Weißwein |
| 1 EL Olivenöl | Pfeffer, Rosenpaprika |
| 200 g Tomaten | 80 ml Schmand |
| 1 Süßkartoffel | 50 g Käsewürfel |

Bohnen über Nacht in Wasser einweichen. Am nächsten Tag Einweichwasser wegschütten und die Bohnen in reichlich Wasser 1 1/2 Stunden weich kochen.

Zwiebel und Knoblauchzehe schälen, fein hacken und im Olivenöl glasig dünsten.

Tomaten schälen, Stielansatz entfernen und das Fruchtfleisch würfeln.

Süßkartoffel schälen, waschen und in feine Stifte schneiden.

Tomaten, Süßkartoffel und Salbei zu den Zwiebeln geben.

Mit Gemüsebrühe und Weißwein aufgießen und 15 Minuten köcheln lassen.

Bohnen zugeben und würzen.

Schmand und Käsewürfel einrühren und sofort servieren.

**Pro Portion:**

Kalorien: 437

Obst-/Gemüse-Portionen: 2

Omega-6-FS/Omega-3-FS: etwa 4:1

Besondere Schutzwirkung: Östrogene, Haut, Immunsystem, freie Radikale, Prostata, Herz und Gefäße

## Besser-Esser-Tipp:

Bohnen liefern besonders hochwertiges pflanzliches Eiweiß für Figur und Muskelaufbau. In unseren Breiten sind Bohnen – hier unterstützt von Salbei – auch wichtige Lieferanten von Pflanzenhormonen. Schwefelhaltige Verbindungen in Zwiebeln und Knoblauch helfen dem Organismus, mit Umweltgiften und alt machenden Sauerstoffradikalen besser fertig zu werden. Zwiebeln enthalten viel Kieselsäure – wichtig für glatte Haut und festes Bindegewebe. Eine Portion deckt den Tagesbedarf an Vitamin C, wichtig für die Kollagenbildung der Haut und die Abwehrkräfte. Tomaten-Lycopin schützt Haut, Herz und Gefäße sowie die Prostata vor vorzeitiger Alterung.

## Brokkolisuppe

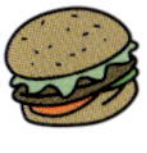

- 1 kleine Zwiebel
- 1 Knoblauchzehe
- 1 EL Olivenöl
- 250 g Brokkoli (frisch oder tiefgekühlt)
- $^1/_2$ Bund Petersilie, etwas Schnittlauch
- 400 ml Gemüsebrühe
- Kräutersalz, Zitronenpfeffer
- $^1/_2$ Zitrone
- 80 ml Schmand
- 2 EL Sonnenblumenkerne

Zwiebel und Knoblauchzehe abziehen, fein würfeln und im Öl glasig dünsten. Brokkoli waschen, abtropfen lassen und in Röschen teilen, dabei die Stängel klein schneiden. (Oder einfach eine Packung tiefgekühlte Brokkoli verwenden.)

Kräuter fein hacken.

Zwiebeln mit Gemüsebrühe ablöschen, aufkochen, Brokkoli und Kräuter zugeben und ca. 8–10 Minuten köcheln lassen.

Mit dem Stabmixer pürieren. Gewürze und Zitronensaft zugeben. Schmand einrühren.

Sonnenblumenkerne in einer beschichteten Pfanne rösten. Suppe auf 2 Teller verteilen und mit den Sonnenblumenkernen bestreuen.

**Pro Portion:**

**Kalorien: 219**

**Obst-/Gemüse-Portionen: 1**

**Omega-6-FS/Omega-3-FS: etwa 10:1**

**Besondere Schutzwirkung: Augen, Entgiftung, Östrogen, freie Radikale, Krebs**

## Besser-Esser-Tipp:

Hoch konzentrierte Schutzstoffe!! Zwiebeln, Knoblauch und Brokkoli fördern allesamt die körpereigene Abwehr gegen alt machende Sauerstoffradikale, Giftstoffe und Schwermetalle. Brokkoli gilt zudem als »Krebsschutzgemüse«, Inhaltsstoffe wie Sulforaphane und Glucosinolate stärken die Abwehrkräfte und bremsen das Wachstum von Krebszellen. Durch den hohen Gehalt an Carotinoiden, besonders Lutein und Zeaxanthin, verbessert Brokkoli die Sehfähigkeit und schützt die Augen vor Alterungserscheinungen.

Tipp: Damit Knoblauch seine volle Wirkung entfalten kann, fein hacken, 15 bis 20 Minuten ruhen lassen und dann erst andünsten.

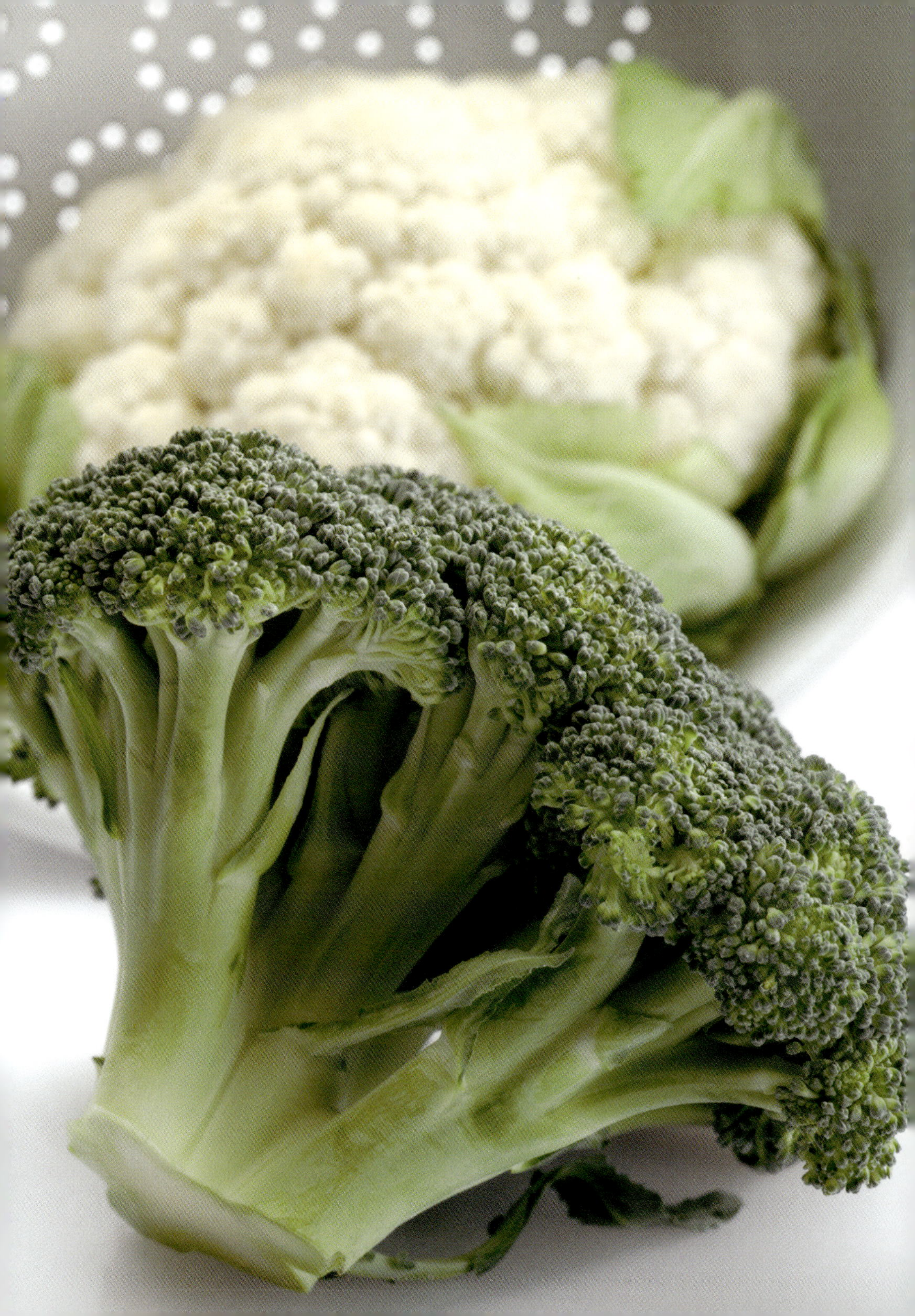

## Grünkernsuppe

- 1 kleine Zwiebel
- 1 Karotte
- 1 kleines Stück Sellerie
- 2 Frühlingszwiebeln
- 1 gelbe Paprika
- 50 g Grünkernschrot (= gedarrter Dinkelschrot)
- 2 EL Rapsöl
- 600 ml Gemüsebrühe
- Kräutersalz, Pfeffer, Paprika
- Schnittlauch
- 2 EL saure Sahne

Zwiebel, Karotte und Sellerie schälen und in kleine Stücke schneiden.
Frühlingszwiebeln und Paprika putzen und klein schneiden.
Gemüse und Grünkernschrot in Öl andünsten. Mit der Brühe ablöschen und bei mittlerer Temperatur 20 Minuten gar kochen.
Mit den Gewürzen und dem Schnittlauch abschmecken und auf 2 Teller verteilen.
Auf jeden Suppenteller einen Klacks saure Sahne geben.

**Pro Portion:**

Kalorien: 239

Obst-/Gemüse-Portionen: 2

Omega-6-FS/Omega-3-FS: etwa 3:1

Besondere Schutzwirkung: Herz und Gefäße, freie Radikale

### Besser-Esser-Tipp:

Karotten und Paprika liefern Carotinoide, die den Organismus vor vorzeitiger Alterung schützen. Schnittlauch und Zwiebeln regen mit ihren schwefelhaltigen Ölen Entgiftungsvorgänge an. Rapsöl bekommt mit seinem hohen Gehalt an mehrfach ungesättigten Fettsäuren vor allem den Gefäßen.

## Kräutersuppe

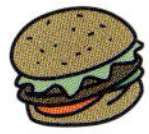

- 1 Zwiebel
- 1 Knoblauchzehe
- 1 EL Butter
- 100 g frische Kräuter: z.B. Kerbel, Petersilie, Löwenzahn, Sauerampfer, Brunnenkresse, Basilikum, Brennnessel, etwas Liebstöckel und Majoran
- 4 EL Weißwein
- 500 ml Gemüsebrühe
- 80 ml Sojasahne (oder Sahne)
- Salz, Pfeffer
- 1 kleine Karotte

Zwiebel und Knoblauch schälen und fein schneiden.
Butter erhitzen, Zwiebel- und Knoblauch-Würfelchen darin glasig werden lassen.
Kräuter waschen, abtropfen lassen und fein wiegen.
Kräuter in den Topf geben und kurz anschwitzen.
Mit Wein und Brühe ablöschen und 10 Minuten köcheln lassen.
Sojasahne zugeben und die Suppe mit einem Stabmixer pürieren. Mit den Gewürzen abschmecken.
Karotte schälen, grob raspeln und über die Suppe geben.

**Pro Portion:**

Kalorien: 265

Obst-/Gemüse-Portionen: 1

Omega-6-FS/Omega-3-FS: etwa 6,5:1

Besondere Schutzwirkung: freie Radikale, Immunsystem, Östrogene, Prostata

### Besser-Esser-Tipp:

Was manche aus ihrem Garten vertreiben, kommt bei uns in die Suppe, denn Wildkräuter sind eine wohlschmeckende Delikatesse und randvoll mit Vitalstoffen. Die Konzentration an gesundheitsfördernden Inhaltsstoffen liegt bei

Wildkräutern deutlich höher als bei den Verwandten aus dem Treibhaus. Brunnenkresse liefert Glucosinolate, die den Östrogenhaushalt unterstützen, antibakteriell wirken und das Immunsystem stärken. Bitterstoffe im Löwenzahn regen die Verdauung an, zusammen mit Brennnesseln unterstützt Löwenzahn die Nierentätigkeit. Inhaltsstoffe der Brennnesselblätter tun der Prostata gut. Basilikum und Soja liefern Phytohormone für feste Knochen und schöne Haut. Zwiebeln und Knoblauch unterstützen körpereigene Entgiftungsvorgänge.

Tipp: Selbst auf dem kleinsten Balkon ist Platz für einen Kräutergarten, der den ganzen Sommer über hochwertige Vitalstoffe liefert.

## Zwiebelsuppe

- 2 Knoblauchzehen
- 300 g Zwiebeln
- 2 EL Olivenöl
- 100 ml Weißwein
- 500 ml Gemüsebrühe
- Salz, Pfeffer
- 50 ml Sojasahne (oder Sahne)
- 2 EL saure Sahne

Knoblauchzehen und Zwiebel schälen, klein schneiden und im Olivenöl andünsten.
Mit Wein und Gemüsebrühe auffüllen. Die Gewürze zufügen und 15 Minuten köcheln lassen.
Suppe etwas anpürieren, Sojasahne unterrühren und nochmals abschmecken.
Die Suppe in 2 Teller geben und mit der sauren Sahne servieren.

**Pro Portion:**

Kalorien: 211

Obst-/Gemüse-Portionen: 1

Omega-6-FS/Omega-3-FS: etwa 6,5:1

Besondere Schutzwirkung: freie Radikale, Herz und Gefäße, Tumorentstehung

## Besser-Esser-Tipp:

Eine richtige Gesundheitssuppe! »Zwiebeln sind so viel wert wie eine ganze Apotheke«, meinte schon Paracelsus. Damit lag er nicht ganz falsch: Schwefelhaltige Verbindungen in Zwiebeln und Knoblauch bauen einen Schutzwall gegen freie Radikale auf und fördern Entgiftungsvorgänge. Zwiebelinhaltsstoffe verdünnen das Blut und beugen so Blutverklumpungen vor. Studien aus Hawaii, China und Griechenland zeigen, dass ein hoher Zwiebelkonsum (tgl. mindestens $^{1}/_{2}$ Zwiebel) das Risiko für Magen- und Dickdarmkrebs senken kann. Zwiebeln und Knoblauch enthalten beide das schützende Spurenelement Selen.

## Gemüse

# Brokkoli & Blumenkohl-Auflauf

- 250 g Brokkoli
- 250 g Blumenkohl
- 400 ml Gemüsebrühe
- 50 g Grünkernschrot
- 1TL Öl
- 80 g geriebener Emmentaler
- Salz, Pfeffer
- 1 TL Butter
- 1 EL Sonnenblumenkerne

Brokkoli und Blumenkohl putzen, waschen, in große Röschen teilen.
Brokkoli und Blumenkohl in Gemüsebrühe 8 Minuten dünsten. Gemüse herausnehmen.
Grünkernschrot in 150 ml Brokkoli-Blumenkohl-Brühe ca. 5 Minuten quellen lassen. Dabei umrühren.

Eine Auflaufform fetten, Brokkoli und Blumenkohl hineinlegen. Grünkern mit dem Käse vermischen, würzen und über das Gemüse geben. Butterflöckchen und Sonnenblumenkerne darübergeben und im vorgeheizten Ofen bei 200 °C etwa 12 Minuten überbacken.

Pro Portion:

Kalorien: 350

Obst-/Gemüse-Portionen: 2

Omega-6-FS/Omega-3-FS: 3,9:1

Besondere Schutzwirkung: Hormone, freie Radikale, Entgiftung

## Besser-Esser-Tipp:

Brokkoli und Blumenkohl besitzen einen hohen Gehalt an schwefelhaltigen Eiweißverbindungen. Sie unterstützen dadurch die Glutathionbildung. Glutathion ist wichtig für die Entgiftung des Körpers und hält die Zellen jung. Flavone und Glucosinolate in Brokkoli schützen vor Krebs. Das Gemüse liefert zudem besonders viel Chrom. Dieses Spurenelement schützt vor Zuckerkrankheit. Hoher Gehalt an Carotinoiden und Folsäure.

## Gefüllte Tomaten

4 große Tomaten
Olivenöl zum Ausfetten
$^{1}/_{2}$ Avocado
1 TL Zitronensaft
1 kleine Knoblauchzehe
1 kleine Zwiebel
1 grüne Paprika
80 g Pecorino
Messerspitze Sambal oelek
Salz, Pfeffer
Oregano

Tomaten waschen, »Deckel« abschneiden und mit einem Esslöffel die Kerne entfernen.
Ofentaugliche Form fetten und ausgehöhlte Tomaten hineinlegen.
Avocadohälfte schälen, würfeln und mit Zitronensaft mischen. Knoblauchzehe und Zwiebel schälen und fein schneiden. Paprika waschen, putzen und in kleine Würfel schneiden und dazugeben. Käse reiben, alles mit Sambal oelek, Salz, Pfeffer und Oregano würzen. In die Tomaten füllen und im vorgeheizten Backofen bei 200 °C ca. 20 Minuten backen.

**Pro Portion:**

**Kalorien: 369**

**Obst-/Gemüse-Portionen: 2**

**Omega-6-FS/Omega-3-FS: etwa 7:1**

**Besondere Schutzwirkung: freie Radikale, Herz und Gefäße, Haut**

## Besser-Esser-Tipp:

Tomaten sind Hauptlieferanten des Altersschutzstoffs Lycopin. Der rote Tomatenfarbstoff Lycopin schützt vor freien Radikalen, bremst die Hautalterung und bekommt Herz und Gefäßen. Zudem baut der Tomatenfarbstoff einen Schutz vor schädlichen UV-Strahlen auf. Lycopin kann aus gekochten Tomaten von unserem Körper viel besser aufgenommen werden als aus frischen Tomaten. Die Avocado zählt botanisch zu den Früchten, wird jedoch meist wie Gemüse zubereitet. Die Avocado sticht vor allem durch ihren Gehalt an einfach ungesättigten Fettsäuren alle anderen Obst- und Gemüsesorten aus. Die einfach ungesättigten Fettsäuren schützen vor Herzinfarkt und scheinen sich auch positiv auf die Zuckerkrankheit auszuwirken.

## Lauchquiche mit Makrele 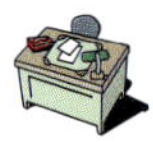

Für 4–5 Portionen

Teig:
100 g Dinkelmehl
100 g Roggenmehl
100 g kalte Butter
Salz

Füllung:
1 Lauchstange
2 Frühlingszwiebeln
2 EL Olivenöl
etwa 150 g Makrelenfilet (ca. 2 Filetstücke)
1/2 Zitrone
Pfeffer, Muskat
Thymian

Guss:
3 Eier
3 El saure Sahne
150 ml fettarme Milch
4 EL Mandelplättchen

Für den Teig Vollkornmehle, Butter, 7 EL kaltes Wasser und Salz schnell zu einem Teig verkneten (Küchenmaschine) und in Klarsichtfolie 1 Stunde kalt stellen.
Für die Füllung Lauch und Frühlingszwiebeln putzen, waschen und in feine Ringe schneiden. Olivenöl erhitzen und Gemüse unter Rühren anbraten. Makrelenfilet in Stücke schneiden und zum Gemüse geben. Mit Zitrone, Pfeffer, Muskat und Thymian würzen.
Eine gefettete Quicheform (oder Springform) mit dem Teig auskleiden. Einen 3 cm hohen Rand formen. Gemüse-Fischmischung hineingeben.
Für den Guss Eier, saure Sahne und Milch verrühren und über die Füllung geben; mit Mandelplättchen bestreuen. Im vorgeheizten Backofen bei 200 °C ca. 30 Minuten auf unterster Schiene backen.

**Pro Portion:**
Kalorien: 500
Obst-/Gemüse-Portionen: 0,5
Omega-6-FS/Omega-3-FS: 2:1
Besondere Schutzwirkung: Augen, Herz, Gehirn, Gefäße

## Besser-Esser-Tipp:

Makrelen schützen sich wie alle Fische, die in kalten Gewässern leben, durch einen hohen Gehalt an Fischölen gegen die niedrigen Temperaturen. Der hohe Omega-3-Fettsäure-Gehalt der Fischöle bewahrt aber auch uns vor Schäden. Wer zweimal wöchentlich fette Kaltwasserfische verzehrt, schützt das Gehirn vor Alterserscheinungen, senkt das Risiko für Herzinfarkt und Gefäßverkalkung. Auch die Augen bleiben bei regelmäßigem Fischgenuss länger jung. Augenfreundlich ist hier auch Lauch. Mit seinem hohen Gehalt an Carotinoiden unterstützt er die Sehfähigkeit bis ins hohe Alter.

# Spargel in Dinkelpfannkuchen

**Für 3–4 Portionen**

750 g grüner Spargel
Salz
1 Prise Zucker
Pfannkuchenteig:
200 g Dinkelmehl
3 Eier
50 g flüssige Butter
250 ml Sojamilch
3–4 EL Mineralwasser
2 EL Rapsöl
Füllung:
100 g Kräuterfrischkäse
100 g saure Sahne
Salz, Pfeffer
Petersilie

Spargel waschen, das untere Drittel der Stangen dünn schälen. Zucker, Salz und Wasser (genügt, dass die Spargel bedeckt sind) zum Kochen bringen. Spargel hineingeben und zugedeckt 10–12 Minuten blanchieren. Spargel herausnehmen.

Aus Mehl, Eiern, Butter, Salz, Sojamilch und 3–4 EL Mineralwasser einen

Pfannkuchenteig rühren. Der Teig sollte dickflüssig sein. In heißem Öl etwa 6 Pfannkuchen ausbacken.
Für die Füllung Frischkäse, saure Sahne, Gewürze und Petersilie glatt rühren und auf die Pfannkuchen streichen. Spargel darauf verteilen, Pfannkuchen zusammenrollen und in eine gefettete Form geben. Bei 180 °C im vorgeheizten Backofen 16–18 Minuten überbacken.

**Pro Portion:**

Kalorien: 670

Obst-/Gemüse-Portionen: 2

Omega-6-FS/Omega-3-FS: etwa 4,5:1

Besondere Schutzwirkung: Herz, Gefäße, Gehirn, Abwehrkräfte

## Besser-Esser-Tipp:

Spargel zählt – neben Avocado und Wassermelonen – zu den besten Glutathionlieferanten. Glutathion fängt alt machende Sauerstoffradikale ab und kann mindestens 30 krebserregende Substanzen unschädlich machen (Carper 1996). Bereits eine Portion der kalorienarmen Frühlingsdelikatesse Spargel deckt den Tagesbedarf an Folsäure und Vitamin E, liefert Zink und Kalium. Folsäure senkt einen erhöhten Homocysteinspiegel und bewahrt so Herz und Gehirn vor Schäden. Vitamin E verdünnt das Blut und fängt gefährliche Sauerstoffradikale ab. Zink stärkt das Immunsystem, Kalium entwässert, regt Entgiftungsvorgänge an und kann einen erhöhten Blutdruck senken.

## Italienischer Gemüse-Flammkuchen 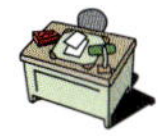

für 3–4 Portionen

150 g Dinkelmehl
100 g Auszugsmehl
$^1/_2$ Päckchen Trockenhefe
4 EL Olivenöl
$^1/_2$ TL Salz
$^1/_4$ TL Paprikapulver
Belag:
1 kleiner Zucchino
1 Knoblauchzehe
3 EL Ajvar (Paprikapaste)
6 getrocknete Tomaten in Öl
2 Tomaten
1 kleine rote Paprika
1 gelbe Paprika
10 grüne Oliven
2 EL gehobelte Mandeln
1 EL Rosmarinnadeln
2 EL Olivenöl zum Beträufeln

Aus den Mehlen, Hefe, 100 ml warmem Wasser, Öl und Gewürzen einen Teig kneten. Mit geölter Klarsichtfolie abdecken und an einem warmen Ort 45 Minuten gehen lassen.
Backblech mit Backpapier auslegen. Den gegangenen Hefeteig dünn auf dem Backblech ausrollen.
Zucchino waschen und fein raspeln, Knoblauchzehe schälen und sehr fein schneiden. Beides mit dem Ajvar vermischen.
Getrocknete Tomaten klein schneiden, frische Tomaten waschen und in Scheiben schneiden. Paprikaschoten waschen, putzen und in Streifen schneiden. Oliven halbieren.
Zucchino auf dem Teig verteilen und gleichmäßig mit dem Gemüse bedecken. Mit Mandeln und gehackten Rosmarinnadeln bestreuen und mit Olivenöl beträufeln.
Im vorgeheizten Ofen bei 220 °C auf mittlerer Schiene etwa 20 Minuten backen.

Pro Portion:
Kalorien: 485
Obst-/Gemüse-Portionen: 1,5

Omega-6-FS/Omega-3-FS: etwa 8,5:1

Besondere Schutzwirkung: freie Radikale, Immunsystem, Herz-Kreislauf

## Besser-Esser-Tipp:

Dieser Flammkuchen enthält einen Korb voll Gemüse. Tomaten liefern die Vitamine A (gut für die Augen), C (wichtig für Haut und Abwehrkräfte), E (schützt vor freien Radikalen) und K (notwendig für die Blutgerinnung). Der vielleicht wichtigste Inhaltsstoff der Tomate ist der rote Farbstoff Lycopin. In Studien wurde nachgewiesen, dass Lycopin das Risiko für Herzinfarkt und Gefäßerkrankungen senken kann. Paprika hingegen ist eine wahre Vitamin-C-Bombe. Wichtig sind aber auch sogenannte sekundäre Pflanzenstoffe wie Carotinoide und Flavonoide, von denen die Schoten eine ganze Reihe enthalten. Rosmarin belebt und kurbelt den Kreislauf an. Oliven und Olivenöl senken den Cholesterinspiegel und scheinen bei regelmäßigem Verzehr auch die Knochendichte zu erhöhen.

## Spinattarte

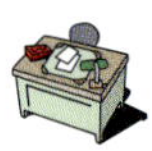

Für 5 Portionen

Teig:
200 g Dinkelmehl
90 g Butter
100 ml Buttermilch
$^{1}/_{4}$ TL Salz

Belag:
1 Zwiebel
1 Knoblauchzehe
1 EL Olivenöl
200 g Champignons
450 g Tiefkühlblattspinat
Salz, Pfeffer
Muskat
3 Eier
150 ml Sojasahne
4 EL geriebener Käse

Aus Mehl, Butter, Buttermilch und Salz einen Mürbteig kneten. In Klarsichtfolie gewickelt 30 Minuten kalt stellen. In eine mit Backpapier ausgelegte Springform geben und einen etwa 4 cm hohen Rand bilden.
Zwiebel und Knoblauch schälen, fein hacken und in heißem Öl andünsten. Champignons abbürsten, unteren Teil des Stiels kappen und Pilze in Scheiben schneiden. Kurz mitdünsten. Spinat nach Packungsanweisung dünsten. Spinat mit Champignons vermischen und mit den Gewürzen abschmecken. Eier mit der Sojasahne verrühren und zu dem Gemüse geben. In die Form füllen, mit geriebenem Käse bestreuen und im vorgeheizten Ofen bei 200 °C etwa 45 Minuten backen.

**Pro Portion:**

**Kalorien: 486**

**Obst-/Gemüse-Portionen: 1,5**

**Omega-6-FS/Omega-3-FS: etwa 4,5:1**

**Besondere Schutzwirkung: Augen, Gehirn, Herz und Gefäße, Hormone, freie Radikale**

## Besser-Esser-Tipp:

Spinat enthält einen hohen Anteil an den Carotinoiden Lutein und Zeaxanthin. Diese reichern sich im »gelben Fleck« (Macula) des Auges an und schützen ihn nachweislich vor freien Radikalen und Altersschäden. Eine Portion der Spinattarte deckt etwa die Hälfte des Folsäuretagesbedarfs und schützt so Herz, Gefäße und Gehirn vor Schäden. Die Spinattarte liefert zudem eine Extraportion Phytohormone. Zwiebeln und Knoblauch unterstützen die körpereigene Abwehr freier Radikale.

Tipp: Wenn Sie ein Tarte-Fan sind, können Sie Ihren Gaumen statt mit Spinat & Champignons auch einmal überraschen mit Lauch & Egerlingen oder grünem Spargel & geräuchertem Tofu oder Brokkoli & Kohlrabi oder Mangold & Walnüssen …

## Pasta

# Italienischer Nudelsalat 

- 120 g Hartweizennudeln
- Salz
- 200 g Zucchini
- 1 rote Zwiebel
- 1 Knoblauchzehe
- 50 g getrocknete Tomaten in Öl
- 50 ml Sojasahne
- 8 Cherrytomaten
- 50 g Schafskäse
- $^{1}/_{2}$ Bund Basilikum
- 2 EL Aceto balsamico
- Salz, Pfeffer
- Etwa 10 Salbeiblättchen
- 1–2 EL Pinienkerne

Nudeln in Salzwasser al dente kochen. Kochwasser abschütten und Nudeln abtropfen lassen.

Zucchini putzen und fein schneiden. Zwiebel und Knoblauchzehe schälen und würfeln. Tomaten klein schneiden. 3 EL Öl aus dem Tomatenglas in einer Pfanne erhitzen. Knoblauch, Zwiebel und Zucchini in die Pfanne geben und etwas anbraten.Sojasahne zugeben und aufkochen.

Gemüse aus der Pfanne nehmen und mit den Nudeln und Tomaten vermengen. Cherrytomaten halbieren, Schafskäse würfeln und dem Nudelsalat zufügen. Fein geschnittenes Basilikum zum Salat geben und mit Essig, Salz und Pfeffer würzen.

Salbeiblättchen in einer Pfanne ohne Öl rösten und zusammen mit den Pinienkernen über den Salat geben. Nudelsalat 2–3 Stunden durchziehen lassen und evtl. nochmals nachwürzen.

**Pro Portion:**

Kalorien: 490

Obst-/Gemüse-Portionen: 1,5

Omega-6-FS/Omega-3-FS: etwa 8:1

Besondere Schutzwirkung: Hormone, Herz und Gefäße, freie Radikale, Haut

## Besser-Esser-Tipp:

Das schmeckt nach Urlaub! Salbei, Basilikum und Sojasahne im mediterranen Nudelsalat enthalten Pflanzenstoffe, die den Hormonhaushalt günstig beeinflussen. Pinienkerne liefern reichlich Zink. Das stärkt die Abwehrkräfte und unterstützt den Testosteronspiegel. Der Tomatenfarbstoff Lycopin tut Herz und Gefäßen gut. Zwiebeln und Knoblauch enthalten schwefelhaltige Eiweißverbindungen. Diese unterstützen die Glutathionbildung und bauen so einen Schutzschild gegen freie Radikale auf.

## Makkaroni-Gemüseauflauf

- 150 g Makkaroni
- 200 g Brokkoli
- 200 g Karotten
- 2 Frühlingszwiebeln
- 1 EL Öl
- 100 g saure Sahne
- 50 ml Milch
- 1 Ei
- Salz, Pfeffer
- Muskat
- Basilikum
- Öl zum Fetten
- 100 g Ricotta
- 2 EL Mandelplättchen
- 1 EL Parmesan

Makkaroni in Salzwasser nach Packungsanweisung al dente kochen.
Brokkoli waschen und in kleine Röschen teilen, Karotten schälen und klein schneiden, Frühlingszwiebeln putzen, waschen und in Ringe schneiden.
Pfanne mit dem Öl erhitzen und Gemüse darin andünsten.
Sahne, Milch und Ei vermengen und mit Salz, Pfeffer und Muskat würzen.
Auflaufform fetten, Makkaroni hineingeben. Gemüse darübergeben.
Milchmasse mit klein geschnittenem Ricotta mischen und über die Nudeln geben. Mandeln und Parmesan darüberstreuen und im vorgeheizten Backofen bei 200 °C ca. 35 Minuten backen.

**Pro Portion:**

Kalorien: 503

Obst-/Gemüse-Portionen: 2

Omega-6-FS/Omega-3-FS: etwa 3,5:1

Besondere Schutzwirkung: Haut, Entgiftung, freie Radikale

## Besser-Esser-Tipp:

Brokkoli zählt zu den Kohlarten und besitzt einen hohen Gehalt an sekundären Pflanzenstoffen, die zahlreiche gesundheitsfördernde Wirkungen haben. So fand man an der Johns Hopkins Universität in Baltimore heraus, dass der in Brokkoli hoch konzentriert vorkommende Pflanzenstoff »Sulforaphan« vor Krebs schützen kann.

Karotten waren Namensgeber für eine ganze Gruppe von sekundären Pflanzenstoffen, den Carotinoiden. Diese verhindern, dass freie Radikale Zellschäden verursachen. Auf diese Weise können Carotinoide den Alterungsprozess verlangsamen.

## Spaghetti mit Knoblauch, Olivenöl und Chilischoten

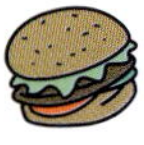

250 g Spaghetti

50 ml hochwertiges, kaltgepresstes Olivenöl

3 Knoblauchzehen

1–2 kleine, scharfe Chilischoten

Pfeffer, Salz

4 EL Parmesan

Spaghetti in ausreichend Salzwasser mit einem Schuss Olivenöl al dente kochen.

In der Zwischenzeit Knoblauchzehen in feine Scheiben schneiden und im Olivenöl leicht bräunen. Vom Herd nehmen und zerkleinerte Chilischoten

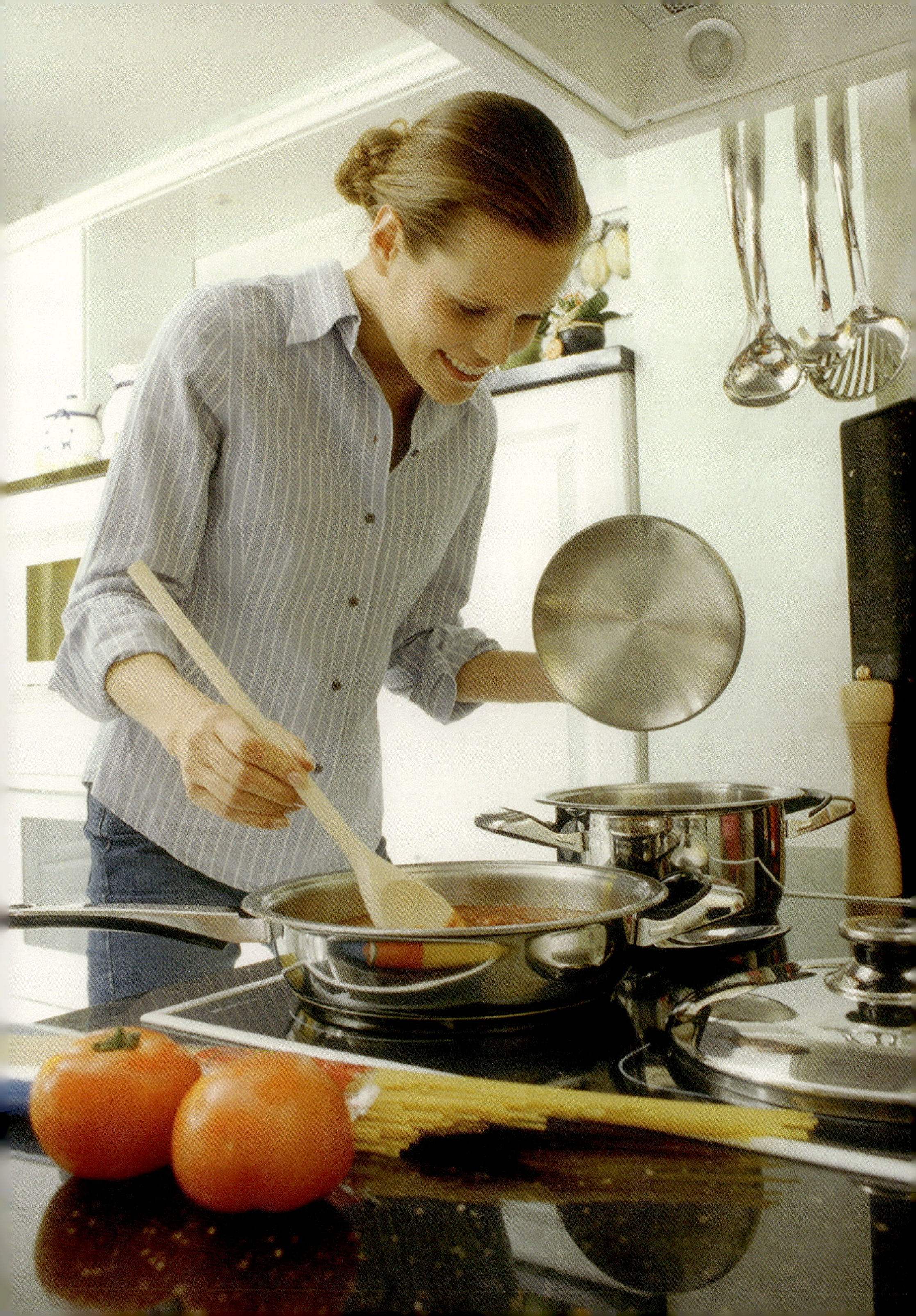

zufügen (Achtung: am besten mit Messer und Gabel schneiden. Wenn Hautkontakt, Hände gründlich waschen; nicht die Augen reiben!).
Mit Pfeffer und Salz abschmecken.
Die Nudeln nur leicht abtropfen lassen und in einer Schüssel mit dem Knoblauch-Chili-Öl vermischen.
Den geriebenen Parmesan darüberstreuen.

Dazu: Tomatensalat mit Mozarella

**Pro Portion:**

**Kalorien: 781**

**Obst-/Gemüse-Portionen: –**

**Omega-6-FS/Omega-3-FS: etwa 6:1**

**Besondere Schutzwirkung: Cholesterin, Herz und Gefäße**

## Besser-Esser-Tipp:

Olivenöl ist bekannt für seinen günstigen Einfluss auf den Cholesterinspiegel. Bei regelmäßigem Verzehr erhöht es das schützende HDL-Cholesterin und senkt die LDL-Werte. Dadurch sinkt das Risiko für Herzinfarkt, Schlaganfall und Arterienverkalkung. Olivenöl macht nicht dick, ganz im Gegenteil: Es unterstützt – in Maßen genossen – sogar die Gewichtsreduktion (Studie am Brigham and Women's Hospital in Boston). Außerdem besitzt es möglicherweise krebsschützende Wirkung: US-Forscher stellten fest, dass Ölsäure die Aktivität krebserregender Gene in den Körperzellen bremst.

Kleine Gerichte

## Avocado mit Kräuteröl

- 1 Avocado
- 1/2 Zitrone
- 1 rote Zwiebel
- 1 Knoblauchzehe
- 50 ml Olivenöl
- 1 Msp. Koriander
- 1 Msp. Cayennepfeffer
- 2 Thymianzweige
- 4 Cherrytomaten

Avocado halbieren, Stein entfernen, Fleisch der Avocadohälfte längs 4–5 Mal einschneiden und mit Zitronensaft beträufeln. In zwei Schalen legen.
Zwiebel und Knoblauch schälen und hacken. In 2 EL Öl anbraten.
Restliches Öl und Gewürze zufügen, kurz erhitzen.
Cherrytomaten waschen, abtrocknen, vierteln und dazugeben. Diese Mischung auf die 2 Avocadohälften verteilen. Dazu Vollkornbrot.

Pro Portion:

Kalorien: 496

Obst-/Gemüse-Portionen: 1

Omega-6-FS/Omega-3-FS: etwa 12,5:1

Besondere Schutzwirkung: Herz und Gefäße, freie Radikale

### Besser-Esser-Tipp:

Avocados, die »Butter des Waldes«, enthalten bis zu 30% wertvolle Fettsäuren. Neben der mehrfach ungesättigten Linolsäure enthalten sie vor allem die einfach ungesättigte Ölsäure, die in dieser Größenordnung sonst nur noch in Oliven und Olivenöl vorkommt. Die einfach ungesättigten Fettsäuren schützen vor Herzinfarkt und scheinen sich auch positiv auf die Zuckerkrankheit auszuwirken. Der hohe Gehalt an Squalen in Avocados unterstützt die Bildung des Wohlfühlhormons DHEA. Zwiebeln und Knoblauch unterstützen Entgiftungsvorgänge im Körper, Zitronen und Tomaten liefern einen wertvollen Antioxidantiencocktail.

Tipp: Avocados enthalten reichlich Vitamin E. Sie sind zwar sehr fetthaltig, aber ihr einfach ungesättigtes Fett ist bei gleichem Kaloriengehalt gesünder als gesättigtes tierisches Fett. Verwenden Sie deswegen statt Butter einfach einmal Avocadofleisch als Aufstrich.

## Tomatenbrot mit Thunfisch 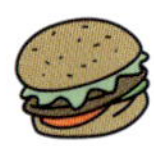

1 Knoblauchzehe
3 getrocknete Tomaten in Öl
10 Oliven ohne Stein
Kleiner Rosmarinzweig
70 g Thunfisch aus der Dose im eigenen Saft
4 Brotscheiben
Olivenöl

Ofen auf 220 °C vorheizen. Knoblauchzehe schälen und durch eine Knoblauchpresse drücken. Tomaten, Oliven und Rosmarinnadeln klein schneiden. Mit Thunfisch und Knoblauch vermengen und auf die Brotscheiben streichen. Mit Olivenöl beträufeln und 5 Minuten im Ofen backen.

Pro Portion:
Kalorien: 293
Obst-/Gemüse-Portionen: –
Omega-6-FS/Omega-3-FS: 0,6:1 (hervorragendes O-6:0-3-FS-Verhältnis!)
Besondere Schutzwirkung: Herz, Gefäße, Gehirn, Cholesterin, Prostata

## Besser-Esser-Tipp:

Urlaubsfeeling pur und noch dazu gesund! Thunfisch, Oliven und Olivenöl enthalten einfach und mehrfach ungesättigte Fettsäuren, die den Cholesterinspiegel senken und die Gefäße jung erhalten. Knoblauch verdünnt das Blut und macht es fließfähiger. Tomaten liefern Lycopin, das nicht nur das Herz jung hält und vor Arterienverkalkung bewahrt, sondern auch die Prostata schützt.

## Süßspeisen

# Beeren-Shake

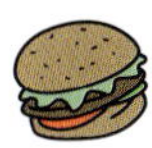

- 200 g Blaubeeren
- 100 g Schwarze Johannisbeeren
- $^{1}/_{2}$ Banane
- 200 ml Sojamilch (oder Milch)
- 1 EL Sojasahne (oder Sahne)
- 1 Msp. Zimt

Beeren waschen, die Ansätze entfernen und abtropfen lassen. Banane schälen und mit den übrigen Zutaten im Mixer pürieren.

**Pro Portion:**

Kalorien: 273

Obst-/Gemüse-Portionen: 1,5

Omega-6-FS/Omega-3-FS: etwa 7:1

Besondere Schutzwirkung: Hormonsystem, Augen, Herz und Gefäße, Haut

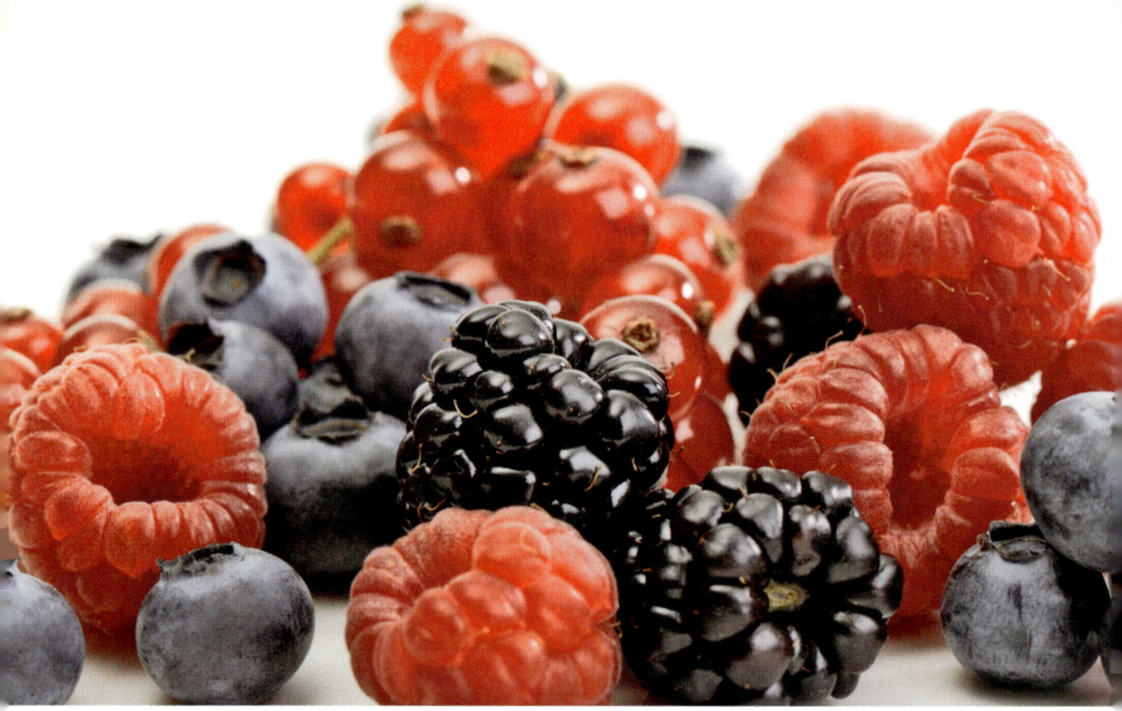

## Besser-Esser-Tipp:

Die dunklen Beeren enthalten Anthocyane, jung erhaltende Pflanzenfarbstoffe, die Gefäße elastisch halten und unsere Zellen vor Schäden und vorzeitiger Alterung bewahren. Blaubeeren enthalten außerdem noch den blauen Farbstoff »Myrtillin«, der eine besondere Bedeutung für die Augen hat. Myrtillin scheint Augenschäden bei Patienten mit Zuckerkrankheit entgegenzuwirken und kann auch die Sehfähigkeit bei Nachtblindheit oder Blendempfindlichkeit verbessern. Schwarze Johannisbeeren sind wahre Vitamin-C-Bömbchen, die die Abwehrkräfte stärken, die Haut vor Falten schützen und die Gefäße elastisch halten. Sojamilch weist einen besonders hohen Gehalt an Phytohormonen auf. Diese stärken die Knochen, senken den Cholesterinspiegel und helfen gegen Wechseljahrsbeschwerden. Außerdem unterstützen Phytoöstrogene die hauteigene Kollagenproduktion und beugen so Faltenbildung vor. Auch Männer profitieren von einem regelmäßigen Verzehr phytohormonhaltiger Nahrungsmittel.

# Blauer Beerenauflauf 

| | |
|---|---|
| 400 ml Sojamilch (oder Vollmilch) | 3 EL Ahornsirup |
| 70 g Vollkorngrieß | 300 g Blaubeeren und Brombeeren |
| 1 Ei | |

Sojamilch aufkochen, den Grieß unter Rühren zugeben und 1 Minute köcheln lassen.
Ei und Ahornsirup gut verrühren und mit dem Grieß vermengen.
Grießmasse in eine Auflaufform geben und mit den Beeren bedecken.
Im vorgeheizten Backofen bei 200 °C etwa 25 Minuten garen.

**Pro Portion:**

**Kalorien: 580**

**Obst-/Gemüse-Portionen: 1**

**Omega-6-FS/Omega-3-FS: etwa 6:1**

**Besondere Schutzwirkung: Hormonsystem, freie Radikale, Herz, Gehirn und Gefäße, Knochen**

## Besser-Esser-Tipp:

Anthocyane sind wasserlösliche Pflanzenfarbstoffe, die roten und blauen Beeren zu ihrem Aussehen verhelfen. Diese Pflanzenstoffe fangen besonders effektiv freie Radikale ab und verzögern dadurch Alterserscheinungen. Auch die Phytohormone in Sojaprodukten haben diese »antioxidativen« Wirkungen. Zusammen mit den Inhaltsstoffen der Beeren halten sie die Gefäße elastisch und schützen Herz und Gehirn. Phytohormone beeinflussen den Hormonhaushalt günstig und können bei regelmäßigem Verzehr die Knochendichte erhöhen und das Immunsystem stärken.

# Dicker Apfelpfannkuchen

**Nicht nur von Kindern geliebt!**

1 kleiner Apfel
1 ungespritzte Orange
Teig:
100 ml fettarme Milch
2 Eier
40 g Buchweizenmehl
40 g Dinkelmehl
1 EL Weißwein
1 EL Rohrzucker
1/2 TL Delifrut
1/2 TL Zitronenschale
2 EL Rapsöl

Apfel schälen und klein würfeln.
Orangenschale abreiben, Orange schälen und ebenso würfeln.
Milch, Eier, Mehle, Wein, Zucker und Gewürze zu einem Teig verrühren und Obststücke unterheben.
Öl in einer beschichteten Pfanne erhitzen und Pfannkuchenteig hineingeben.
Untere Seite hell braten, wenden und die zweite Seite braten.

**Pro Portion:**
Kalorien: 436
Obst-/Gemüse-Portionen: 1
Omega-6-FS/Omega-3-FS: 2:1
Besondere Schutzwirkung: Cholesterinspiegel, Herz und Gefäße, freie Radikale

## Besser-Esser-Tipp:

Pektin in Orangen und Äpfel senkt den Cholesterinspiegel. Omega-3-Fettsäuren aus Rapsöl halten die Gefäße elastisch und reichlich Ballaststoffe im Vollkornmehl regeln die Verdauung. 1 Portion deckt den Tagesbedarf an dem Altersschutz-Vitamin C.

## Rote-Grütze-Mix

150 g gemischte Beeren
200 ml Magerjoghurt
2 TL Honig
1 kleine Scheibe Pumpernickel

Früchte waschen, verlesen und abtropfen lassen.
Früchte mit Joghurt und Honig mixen und auf 2 Gläser verteilen.
Pumpernickel fein zerbröseln und auf die Shakes geben.

**Pro Portion:**

Kalorien: 153
Obst-/Gemüse-Portionen: 0,5
Omega-6-FS/Omega-3-FS: etwa 4,5:1
Besondere Schutzwirkung: Immunsystem, Herz und Gefäße

### Besser-Esser-Tipp:

Ein beerenstarkes Dessert mit wertvollen Inhaltsstoffen. Anthocyane verhelfen roten und blauen Beeren nicht nur zu ihrer appetitlichen Farbe, sie schützen auch nachweislich vor Viren, stärken das Immunsystem, senken den Blutdruck und halten die Gefäße elastisch. Beeren liefern von allen Obstsorten die meisten Schutzstoffe.

Tipp: Verwenden Sie nach Möglichkeiten einen Joghurt, der mit lebenden Joghurtkulturen angereichert ist (probiotischer Joghurt). Dieser sorgt für eine gesunde »Bakterienflora« im Darm und stärkt dadurch nachweislich die Abwehrkräfte.

## Vitamin-C-Booster

| | |
|---|---|
| 1 Kiwi | 3 EL Sanddornmark |
| 1 Orange | 1 TL Zitronensaft |
| 150 g Erdbeeren | 1 EL Honig |
| 500 ml schwarzer Johannisbeersaft | 1 TL Agar-Agar |

Kiwi und Orange schälen, Erdbeeren waschen und putzen und alles Obst in feine Scheiben schneiden.

Alle restlichen Zutaten in einen Topf geben, verrühren und vorsichtig erhitzen. 2 Minuten bei mittlerer Temperatur ziehen lassen.

Fruchtscheiben in 2 Schälchen geben. Mit der Saftmischung übergießen und erkalten lassen.

Pro Portion:

Kalorien: 555

Obst-/Gemüse-Portionen: 2,5

Omega-6-FS/Omega-3-FS: etwa 1,5:1

Besondere Schutzwirkung: freie Radikale, Haut, Herz und Gefäße

### Besser-Esser-Tipp:

Eine Portion enthält 700 mg (!) des Alterungsschutzstoffs Vitamin C. Gut für alle, die etwas für ihre Abwehrkräfte tun möchten. Vitamin C unterstützt zudem die Fettverbrennung und sorgt für festes Kollagengewebe. Der hohe Gehalt an sekundären Pflanzenstoffen wie Anthocyane in Schwarzen Johannisbeeren, Ellagsäure in Erdbeeren und Zitrusflavonoiden in Orange und Zitrone schützt die Gefäße und bremst alt machende freie Radikale aus. Eine Portion deckt 25% des Folsäuretagesbedarfs.

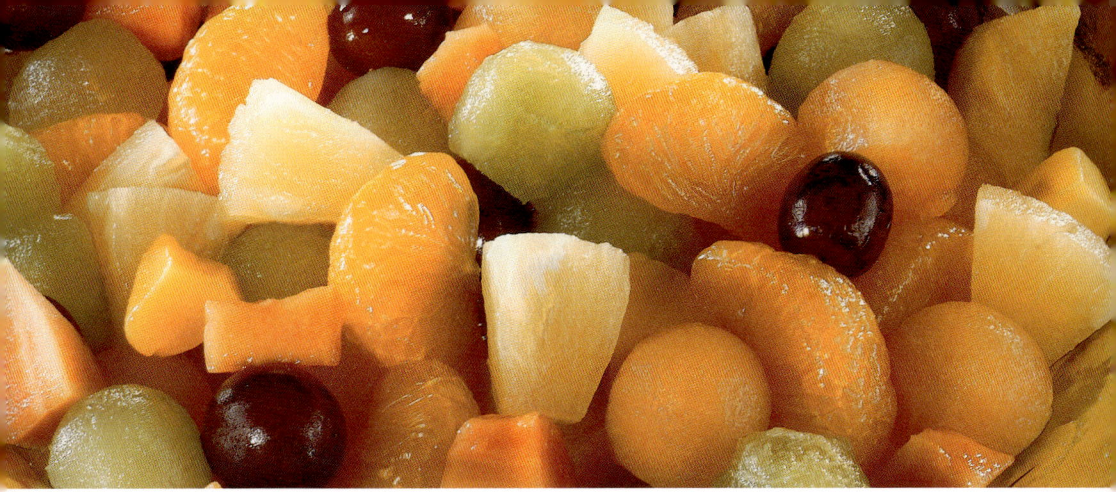

## Warmer Obstsalat

- 1 Apfel
- 1 EL Rum
- 1 EL Honig
- $^1/_2$ Zitrone
- 1 Clementine
- 150 g Himbeeren, frische oder gefrorene
- $^1/_3$ Ananas
- 10 Pecannüsse

Apfel waschen, Kerngehäuse entfernen und würfeln.
Apfelwürfel mit Rum, Honig und Zitronensaft in einem Topf erhitzen und 5 Minuten dünsten.
Clementine schälen und quer in dünne Scheiben schneiden.
Himbeeren vorsichtig abspülen (oder auftauen).
Ananas in kleine Stücke schneiden.
Obst zu den Äpfeln geben und kurz mitdünsten.
Auf 2 Teller verteilen und mit gehackten Pecannüssen bestreuen.

**Pro Portion:**

Kalorien: 296

Obst-/Gemüse-Portionen: 2,5

Omega-6-FS/Omega-3-FS: etwa 5:1

Besondere Schutzwirkung: Herz und Gefäße, Augen, Hormonsystem

## Besser-Esser-Tipp:

Dieser Obstsalat enthält eine geballte Ladung Pflanzenstoffe. Äpfel liefern – neben anderen wertvollen Inhaltsstoffen – Quercetin, ein Pflanzenstoff, der östrogenartig wirkt, krebsschützende Effekte hat, den Cholesterinspiegel senken und Augenkrankheiten vorbeugen kann. Himbeeren enthalten Ellagsäure, die körpereigene Entgiftungsvorgänge unterstützt und Tumore verhindern kann. Sie enthalten, ähnlich wie Pecannüsse, Zitronen oder Clementinen altersverzögernde Polyphenole und Flavonoide. Bromelin, ein Enzym aus der Ananas, kurbelt die Fettverbrennung an und versorgt die Zellen mit Eiweiß.

## Gebackenes

## Apfelplätzchen 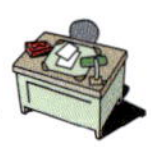

- 1/2 Apfel
- 2 EL Rum
- 150 g gemahlene Haselnüsse
- 4 EL Ahornsirup
- 2 Eier
- 50 g Haferflocken
- Vollkornoblaten 50 mm

Apfel schälen und in kleine Stückchen schneiden. In Rum 20 Minuten einweichen.
Apfelstückchen mit Haselnüssen und Ahornsirup vermengen.
Eier schaumig schlagen und dazugeben.
Haferflocken zufügen.
Mit 2 Teelöffeln kleine Häufchen auf die Oblaten setzen und bei 170 °C im vorgeheizten Backofen etwa 20 Minuten backen.

Pro 100 g:

Kalorien: 350

Obst-/Gemüse-Portionen: –

Omega-6-FS/Omega-3-FS: etwa 15:1

Besondere Schutzwirkung: Herz, Gehirn und Gefäße, Konzentration und geistige Leistungsfähigkeit, Cholesterin

## Besser-Esser-Tipp:

Freundlich zu Herz und Gehirn. Verschiedene Inhaltsstoffe in Äpfeln, Nüssen und Haferflocken senken den Cholesterinspiegel und halten so die Gefäße frei, senken das Risiko für Herzinfarkt und Schlaganfall und liefern ausreichend B-Vitamine und Mineralstoffe für gute Nerven und Konzentrationsfähigkeit. Das Spurenelement Mangan in Haselnüssen ist besonders wichtig für »Kopfarbeiter«.

## Herzerfrischende Haferwaffeln

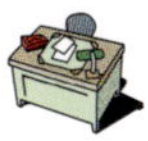

ca. 10 Stück

80 g Butter
2 EL Honig
1 EL gemahlene Vanille
4 Eier
100 g Haferflocken
150 g Dinkelmehl
1 TL Backpulver
300–400 ml Buttermilch
Öl zum Einpinseln

Butter, Honig, Vanille und Eier schaumig rühren. Haferflocken mit Mehl und Backpulver vermengen und unter die Schaummasse rühren.

Buttermilch zugeben, Teig etwa 20 Minuten quellen lassen, danach evtl. noch etwas Mineralwasser einrühren, bis der Teig zähflüssig ist.

Waffeleisen mit Öl einpinseln und in je 3–4 Minuten Waffeln herausbacken.

Pro 100 g

Kalorien: 215

Obst-/Gemüse-Portionen: —

Omega-6-FS/Omega-3-FS: 0,9/0,2

Besondere Wirkung: Cholesterinspiegel, Herz, Gehirn und Gefäße, Testosteronspiegel, Darm

## Besser-Esser-Tipp:

Im Rahmen epidemiologischer Untersuchungen fiel auf, dass die niederländischen Müller außergewöhnlich niedrige Cholesterinwerte aufwiesen. Der Grund: Sie aßen täglich mehrmals Gerichte mit Hafer. Hafer enthält Faserstoffe, die sich günstig auf den Cholesterinspiegel auswirken. Sie können den Cholesterinspiegel möglicherweise innerhalb weniger Wochen aus dem gefährlichen in den sicheren Bereich senken, wenn Sie regelmäßig Gerichte mit Hafer verzehren. Der hohe Zinkgehalt der Haferflocken lässt den Testosteronspiegel ansteigen. Buttermilch ist die kalorien- und fettarme Alternative zur Milch. Bei maximal einem Prozent Fett enthält sie nahezu alle Mineralstoffe der Milch. Ballaststoffe aus Dinkelmehl und Haferflocken sorgen für eine gute Verdauung und binden Giftstoffe im Darm.

## Kirsch-Grünkernkuchen

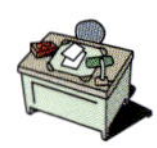

4 Eier

130 g Rohrzucker

80 g Butter

$^1/_2$ TL Zimt

1 Msp. Kardamom

200 g Grünkernmehl

2 TL Backpulver

100 g gemahlene Mandeln

250 ml Sojamilch

500 g Kirschen ohne Kern

3 EL Mandelplättchen

Eier trennen und Eiweiß steif schlagen.
Eigelb mit Zucker und Butter schaumig rühren.
Gewürze zugeben.
Mehl, Backpulver und Mandeln vermengen und mit der Sojamilch unter die Schaummasse rühren.
Eiweiß unterheben. Teig in eine gefettete Springform füllen, Kirschen darübergeben und leicht eindrücken. Mandelplättchen darüberstreuen.
Bei 180 °C etwa 55 Minuten backen.

Pro 100 g

**Kalorien: 235**

**Obst-/Gemüse-Portionen: 1**

**Omega-6-FS/Omega-3-FS: etwa 6,5:1**

**Besondere Schutzwirkung: Östrogen- und Testosteronspiegel, freie Radikale, Gicht, Karies, Knochen**

## Besser-Esser-Tipp:

Kirschen enthalten Flavone. Diese sekundären Pflanzenstoffe unterstützen die Wirkung von Vitamin C im Kampf gegen gefährliche Sauerstoffradikale und scheinen günstige Effekte auf die Gefäße zu haben. Der regelmäßige Verzehr von Kirschen scheint vor Karies zu schützen und Gichtbeschwerden zu bessern. Sojamilch liefert reichlich Phytoöstrogene, die körpereigene Hormone ersetzen und so einen altersbedingten Hormonmangel ausgleichen können. Wer regelmäßig Sojaprodukte verzehrt, stärkt dadurch die Knochen, erhält die Haut länger jung und muss sich weniger mit Wechseljahrsbeschwerden herumschlagen. Sojabohnen und Mandeln enthalten das Spurenelement Bor. Borreiche Nahrungsmittel können die Spiegel des weiblichen Hormons Östrogen und des männlichen Geschlechtshormons Testosteron anheben. Grünkern hat, verglichen mit anderen Getreidearten, einen besonders hohen Anteil wertvoller Fettsäuren und liefert reichlich Kalzium und Magnesium für Knochen und Nerven.

## Nussbrötchen 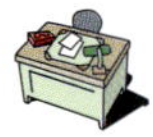

ca. 10 Brötchen

- 150 g Magerquark
- 1 Ei
- 4 EL Rapsöl
- $^{1}/_{2}$ Tl Rohrzucker
- 1 Prise Salz
- 1 Prise Kardamom, Nelken
- 150 g Weizenvollkornmehl
- 2 TL Backpulver
- 120 g gehackte Haselnüsse
- 50 g Haferflocken

Quark mit Ei, Öl und Zucker verrühren. Gewürze hinzufügen. Mehl, Backpulver, Nüsse und Haferflocken vermengen und dazurühren. Etwa 10 Kugeln formen, auf ein gefettetes Backblech setzen und bei 200 °C im vorgeheizten Backofen etwa 20 Minuten backen.

Pro Portion:

Kalorien: 331

Obst-/Gemüse-Portionen: –

Omega-6-FS/Omega-3-FS: etwa 6:1

Besondere Schutzwirkung: Herz, Gehirn und Gefäße, Cholesterin, Konzentration und geistige Leistungsfähigkeit

### Besser-Esser-Tipp:

Rapsöl ist Treibstoff für unser Herz, denn es hat einen besonders hohen Gehalt an wertvollen Omega-3-Fettsäuren. Auch verschiedene Inhaltsstoffe in Nüssen und Haferflocken erweisen sich als Jungbrunnen für Herz und Gefäße. Mangan und B-Vitamine verbessern Konzentration und Leistungsfähigkeit und machen Kopfarbeiter fit. Ballaststoffe im Vollkornmehl regen die Verdauung an und binden Giftstoffe im Darm.

Tipp: Als Belag können Sie wählen, was Ihnen schmeckt, z. B. selbst gemachte Marmelade, fettarmen Käse, Tofuwurst oder etwas Magerquark.

# Abendessen

## Eiweißreiche Salate

### Feldsalat mit Grapefruit & Pute

| | |
|---|---|
| 200 g Putenfilet | 2 EL Zitronensaft |
| 1 EL Öl | Marinade: |
| Salz, Pfeffer | 1 TL Weißweinessig |
| 80 g Feldsalat | Salz, Pfeffer |
| 1 rosa Grapefruit | 2 EL Walnussöl |
| 1/2 rote Zwiebel | 1 EL Sesam |
| 1/2 Avocado | |

Putenfilet waschen, trocknen und in Streifen schneiden. Im Öl von allen Seiten anbraten, salzen und pfeffern, herausnehmen.
Feldsalat waschen und putzen, abtropfen lassen.
Grapefruit längs durchschneiden, schälen und weiße Häutchen und Kerne entfernen.
Zwiebel schälen und fein schneiden.
Die Avocado schälen, den Kern entfernen und das Fruchtfleisch in kleine Würfel schneiden. Sofort mit dem Zitronensaft beträufeln.
Alle Salatzutaten auf 2 Tellern verteilen und mit der angerührten Marinade beträufeln.
Mit Sesam bestreuen.

**Pro Portion:**

Kalorien: 334

Obst-/Gemüse-Portionen: 1

Omega-6-FS/Omega-3-FS: 6,7:1,

Besondere Schutzwirkung: Augen, Gefäße, Prostata, DHEA

## Besser-Esser-Tipp:

Hier finden Sie eine gute Mischung verschiedener Carotinoide. Feldsalat liefert die augenschützenden Vitamine Lutein und Zeaxanthin, rosa Grapefruit enthält Lycopin, das Gefäße und Prostata vor Alterserscheinungen bewahrt. Avocadoöle regen die Bildung des Wohlfühlhormons DHEA an. Der hohe Gehalt an einfach ungesättigten Avocado-Fettsäuren hält die Gefäße elastisch. 1 Portion deckt den Tagesbedarf am Altersschutz-Vitamin C.

## Himbeer-Putensalat

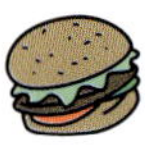

- 150 g Eichblattsalat
- 100 g Himbeeren
- 1 Pfirsich
- 250 g Putenbrust
- Salz, Pfeffer
- 1 TL Sonnenblumenöl

Salatsauce:

- 1 EL Himbeeressig
- 1/2 TL Senf
- 1 EL Rapsöl
- Salz, Pfeffer
- 1 EL gehackte Cashewnüsse

Salat putzen, waschen, abtropfen lassen und in Stücke zupfen.
Himbeeren vorsichtig waschen und abtropfen lassen.
Pfirsich waschen, trocknen und in feine Spalten schneiden.
Putenbrust abspülen, trocknen und in Streifen schneiden.
Salzen und pfeffern und im Öl etwa 3 Minuten anbraten.

Salate auf 2 Teller legen, Obststückchen und Putenstreifen dazugeben. Salatsauce anrühren, über den Salat gießen und mit den Nüssen bestreuen.

**Pro Portion:**

Kalorien: 274

Obst-/Gemüse-Portionen: 1,5

Omega-6-FS/Omega-3-FS: 6,2:1

Besondere Schutzwirkung: Haut, freie Radikale, Cholesterin, Figur, Muskelaufbau, Wachstumshormone

## Besser-Esser-Tipp:

Die Kombination aus argininreichem Fleisch und kohlenhydratarmem Salat regt die nächtliche Wachstumshormonproduktion an. Dadurch wird Fettgewebe ab- und Muskulatur aufgebaut, die Haut wird straffer. Die verschiedenen Obst- und Gemüsesorten liefern eine ganze Menge altersverzögernder Pflanzenstoffe. Nüsse können durch ihren Gehalt an Phytosterinen den Cholesterinspiegel senken.

## Salat mit Lachs

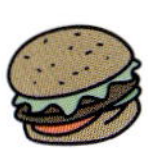

$^1/_2$ reife Avocado

1 EL Zitronensaft

4 Salatblätter

Dressing:

2 EL Olivenöl

$^1/_4$ TL Senf

1 EL Aceto balsamico

Salz, Zitronenpfeffer

100 g Räucherlachs

2 EL Pinienkerne

Die Avocado schälen, den Kern entfernen und in Würfel schneiden.
Mit Zitronensaft beträufeln.
Die Salatblätter waschen, abtropfen lassen und auf 2 Teller legen.

Das Öl mit Senf, Essig und den Gewürzen mischen.
Räucherlachs in Streifen schneiden und zusammen mit den Avocadowürfeln auf den Salat geben.
Das Dressing und die Pinienkerne darübergeben.

Pro Portion:

Kalorien: 289

Obst-/Gemüse-Portionen: 0,5

Omega-6-FS/Omega-3-FS: 3,5:1

Besondere Schutzwirkung: DHEA, Testosteron, Gehirn, Herz

**Besser-Esser-Tipp:**

Avocados regen durch den hohen Squalenanteil die Produktion des Wohlfühlhormons DHEA an. Avocados, Lachs und Olivenöl liefern einfach und mehrfach ungesättigte Fettsäuren. Die regen, zusammen mit dem Zink aus den Pinienkernen, die Testosteronproduktion an und sind gut für Gehirn und Herz.

## Tofu-Spargel-Salat

300 g grüner Spargel

100 g frische Shiitakepilze (oder andere)

2 EL Sojaöl

100 g Tofu

2 EL Sojasauce

½ Bund Rucola

Marinade:

1 EL Weinessig

1 EL Sojasauce

2 EL Nussöl

2 EL Cashewnüsse zum Garnieren

Spargel putzen und in 4 cm lange Stücke schneiden.
Pilze putzen, Stiele herausdrehen und in feine Scheiben schneiden.

Öl in einer Pfanne erhitzen und Pilze und Spargelstücke anbraten.
Tofu zugeben und mit der Sojasauce ablöschen.
Rucola putzen, waschen und klein schneiden.
Die Marinade anrühren.
Salatzutaten miteinander vermischen, auf 2 Teller verteilen und die Marinade darüber geben.
Cashewnüsse hacken und darüberstreuen.

**Pro Portion:**

Kalorien: 426

Obst-/Gemüse-Portionen: 2

Omega-6-FS/Omega-3-FS: etwa 8:1

Besondere Schutzwirkung: Augen, Hormone, Gehirn, Herz, Gefäße, Knochen

## Besser-Esser-Tipp:

Shiitakepilze zählen zum asiatischen Jungbrunnen: Sie sollen den Testosteronspiegel beim Mann günstig beeinflussen. Außerdem enthalten sie zahlreiche wertvolle Bestandteile mit schwer auszusprechenden Bezeichnungen: Der Inhaltsstoff Lentinan senkt den Blutzuckerspiegel, Eritadenin wirkt sich günstig auf die Blutfette aus und das Provitamin Ergosterol wird im Körper in Vitamin D umgewandelt – wichtig für Knochen und Immunsystem. Rucola liefert reichlich Schutzstoffe (Lutein und Zeaxanthin), die vor altersbedingten Augenschäden schützen. Grüner Spargel enthält deutlich mehr Biostoffe als sein weißer Bruder. Spargel und Rucola liefern viel Folsäure, wichtig für die Zellverjüngung und zum Schutz von Gehirn, Herz und Gefäße. Spargel enthält zudem Quercetin. Der Pflanzenstoff schützt vor Krebs, hält das Blut flüssig und kann den Blutfettspiegel senken. Phytohormone aus Tofu machen schön und vital.

## Tomaten-Mozarella-Salat

**Beliebter Klassiker**

| | |
|---|---|
| 3 reife Tomaten | 1 Bund Basilikum |
| Salz und Pfeffer | 4 EL hochwertiges Olivenöl |
| 1 Kugel Mozzarella | Etwas Aceto balsamico |

Die Tomaten waschen, in Scheiben schneiden. Mit Salz und Pfeffer würzen. Mozzarella abtropfen lassen, in dünne Scheiben schneiden und abwechselnd mit den Tomaten auf einen größeren Teller legen.
Basilikum vorsichtig waschen, die Blättchen abzupfen und über die Tomaten und den Mozzarella streuen.
Olivenöl mit einigen Tropfen Balsamico-Essig verrühren und über den Salat geben.

**Pro Portion:**

Kalorien: 453

Obst-/Gemüse-Portionen: 1

Omega-6-FS/Omega-3-FS: etwa 4:1

Besondere Schutzwirkung: Herz und Gefäße, Haut, freie Radikale

### Besser-Esser-Tipp:

Tomaten liefern das Altersschutzvitamin Lycopin, das auch Herz und Haut gut tut. Olivenöl ist ein wirkungsvolles Mittel, um den Cholesterinspiegel auf natürliche Weise zu senken. Basilikum ist im Mittelmeerraum ein bewährtes Mittel bei Verdauungsbeschwerden. Auch gegen Mundgeruch soll es helfen, die ätherischen Öle haben nachweislich desinfizierende Wirkung.

## Topinambur mit Remoulade

700 g Topinambur
1 Ei
1 kleine rote Paprika
6 Radieschen
1 Salzgurke
Remoulade:
1 hart gekochtes Eigelb
1 EL Zitronensaft
1 TL Leinöl
1 TL Tahin (Sesampaste)
50 ml saure Sahne
50 ml Magerjoghurt
1/2 TL Senf
Kräutersalz
Schnittlauchröllchen zum Garnieren

Topinamburknollen 15 Minuten dämpfen, pellen und klein schneiden.
Ei hart kochen, pellen und würfeln.
Paprika und Radieschen putzen und waschen, Radieschen in Scheiben, Paprika klein schneiden.
Salzgurke würfeln. Alles miteinander vermengen.
Für die Remoulade alle Zutaten zu einer cremigen Sauce verrühren.
Remoulade mit dem Salat vermischen und 1 Stunde kalt stellen. Nochmals abschmecken, auf 2 Teller verteilen und mit Schnittlauch garnieren.

Pro Portion:
Kalorien: 302
Obst-/Gemüse-Portionen: 2
Omega-6-FS/Omega-3-FS: 2:1
Besondere Schutzwirkung: Blutzucker, Immunsystem, Darmflora, Herz und Gefäße, Haut

## Besser-Esser-Tipp:

Die »Indianerkartoffel« Topinambur enthält das Kohlenhydrat »Inulin«, das den Blutzuckerspiegel senken und dadurch das alt machende Hormon Insulin ausbremsen kann. Inulin beeinflusst die Darmflora günstig und stärkt das

Immunsystem. Leinöl besitzt einen extrem hohen Anteil Omega-3-Fettsäuren, gut für Herz und Gefäße. 1 Portion enthält bereits den doppelten Tagesbedarf an Vitamin C, das schützt vor alt machenden Radikalen, begünstigt den Fettabbau und strafft die Haut. Radieschen enthalten schwefelige Öle, die vor Krankheitserregern schützen, und sie sind reich an Kalium, das einen erhöhten Blutdruck senken kann.

## Roter Salat mit Lammfilet

- 400 g Lammfilet
- 1 EL Olivenöl
- 1/2 Römersalat
- 1/2 Radicchio
- 1 kleine rote Zwiebel
- 100 g blaue Trauben
- 1 Granatapfel

Salatsauce:

- 1 TL Himbeeressig
- 1/2 TL Senf
- Salz, Pfeffer, Prise Zucker
- 1 EL Nussöl (Macadamia, Haselnuss o.Ä.)
- 50 ml Sahne

Lammfilet waschen, trockentupfen und in feine Würfel schneiden. Im Öl einige Minuten anbraten.

Die Salate putzen, waschen, abtropfen lassen und in Stücke zupfen. Die Zwiebel schälen, halbieren und in feine Streifen schneiden. Trauben putzen, waschen und halbieren. Den Granatapfel vierteln, die Kerne auslösen.

Granatapfelkerne (sie sind der Inhalt des Granatapfels) zusammen mit den anderen Zutaten in 2 Salatschalen anrichten.

Salatsauce bereiten und über den Salat geben.

Pro Portion:

Kalorien:551

Obst-/Gemüse-Portionen: 2

Omega-6-FS/Omega-3-FS: 4:1

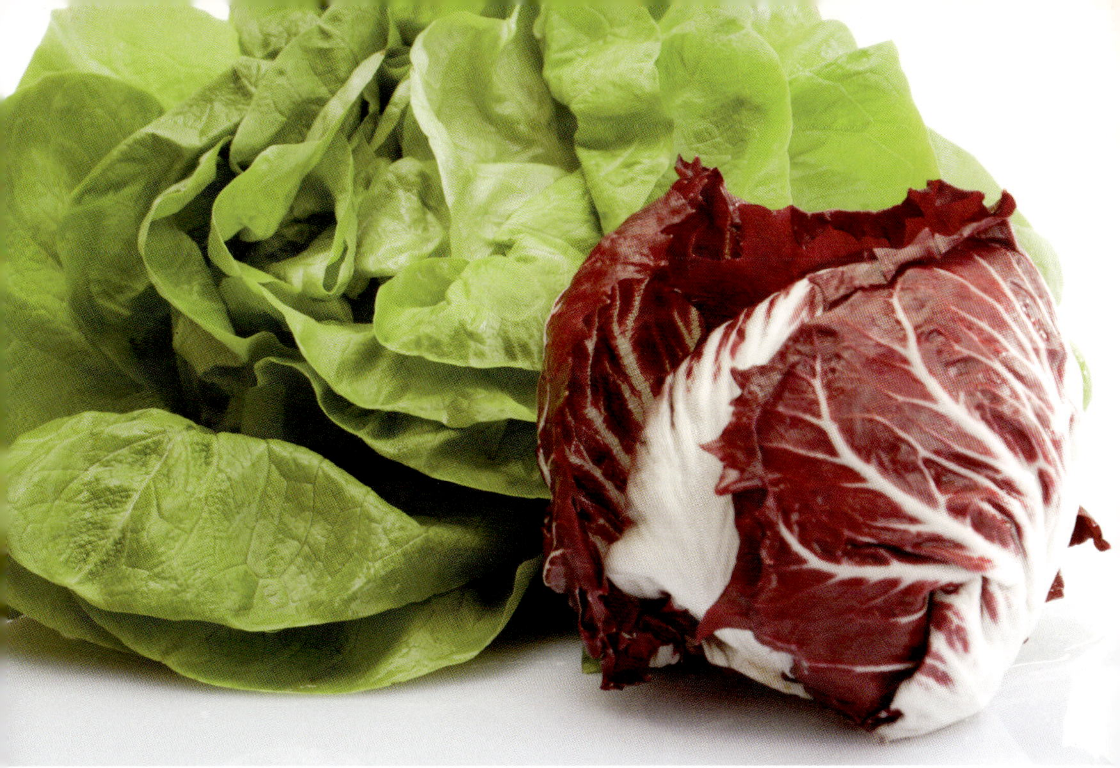

Besondere Schutzwirkung: Hormone, Hautalterung, Gefäße, Alterungsschutz

## Besser-Esser-Tipp:

Die griechische Liebesgöttin Aphrodite wird häufig mit einem Granatapfel abgebildet. Granatäpfel gelten nicht umsonst als Aphrodisiakum. Die Samenkörner enthalten Pflanzenhormone (Phytoöstrogene) – und die machen schön und vital. Polyphenole in Trauben oder roten Salatblättern schützen vor freien Radikalen und halten die Gefäße elastisch. Glucosinolate im Senf beeinflussen den Hormonspiegel günstig.

Tipp: Lernen Sie den feinen Geschmack verschiedener Nussöle kennen: Öle aus Walnüssen, Haselnüssen, Macadamianüssen etc., sowie Öle aus Leinsamen, Sojabohnen und Raps enthalten mehrfach ungesättigte Omega-3-Fettsäuren, die das Herzinfarktrisiko reduzieren.

## Fleischgerichte

# Rinderfilet mit Tomaten-Auberginen-Gemüse

- 1 rote Zwiebel
- 1 EL Olivenöl
- 3 Tomaten
- 1 kleine Aubergine
- Salz
- 2 EL Pistazien
- 2 EL Rotwein
- 80 ml Fleischbrühe
- 2 Rinderfilets
- 1 EL Olivenöl
- Salz, Pfeffer, Rosenpaprika
- 2 Stiele Basilikum
- 1 EL saure Sahne

Zwiebel schälen, fein hacken und in der Pfanne in 1 Esslöffel Öl glasig dünsten.

Tomaten waschen, Stielansatz entfernen und in grobe Stücke schneiden.

Aubergine waschen, den Ansatz abschneiden und würfeln. Salzen und zu den Zwiebeln geben. 3 Minuten braten.

Pistazien, Tomaten, Wein und Brühe zufügen und aufkochen. 12–14 Minuten dünsten.

Filetstücke mit den 3 Gewürzen einreiben und in 1 Esslöffel heißem Olivenöl etwa 8 Minuten braten.

Basilikum abspülen, einige Blättchen in Streifen schneiden und zum Gemüse hinzufügen. Saure Sahne unterrühren und mit Salz, Pfeffer und Paprika abschmecken.

Gemüse und Filets auf 2 Teller geben und mit Basilikum garnieren.

**Pro Portion:**

**Kalorien: 475**

**Obst-/Gemüse-Portionen: 1,5**

**Omega-6-FS/Omega-3-FS: 7,9:1.**

**Besondere Schutzwirkung: Alterungsschutz, Abwehrkräfte, Testosteron, Prostata, Stress, DHEA**

## Besser-Esser-Tipp:

Ein Männergericht (das auch Frauen schmeckt)! Rindfleisch liefert ausreichend Zink, um den Testosteronspiegel in die Höhe zu treiben. Zink ist außerdem wichtig für den Alterungsschutz und die Abwehrkräfte. Tomaten enthalten den Pflanzenfarbstoff Lycopin, der die Prostata schützt und das Herz gesund hält. Basilikum macht uns resistent gegen Stress und enthält hormonähnliche Substanzen, die Frauen gut tun. Squalenhaltige Auberginen unterstützen die Produktion des Wohlfühlhormons DHEA.

## Hirschragout mit Bratapfel

- 300 g Hirschfilet
- 4 EL Rotwein
- Salz, Lorbeerblatt, 1 Prise Koriander
- 2–3 TL ungesüßtes Hagebuttenmark
- Pfeffer
- Honig
- Salz
- Zitronenschale
- Nelken
- 3 EL Sahne

Für die Bratäpfel:

- 2 Äpfel
- 2 TL Hagebuttenmark
- 2 EL Rotwein
- 2 EL Mandeln
- Eine Prise Zimt, Nelken

Gewürfeltes Wild mit Rotwein und reichlich Wasser bedecken und Salz, Lorbeerblatt und Koriander hinzufügen. Bei mittlerer Hitze etwa 40 Minuten garen. Hagebuttenmark mit etwas Kochbrühe verrühren, Pfeffer, Salz, Honig, Zitronenschale, Nelken und Sahne zugeben und zum Fleisch gießen. Aufkochen und nochmals abschmecken.

Äpfel waschen und entkernen, ohne den Boden zu durchstoßen. In eine feuerfeste Form geben und mit der Mischung aus Hagebuttenmark, Wein, Man-

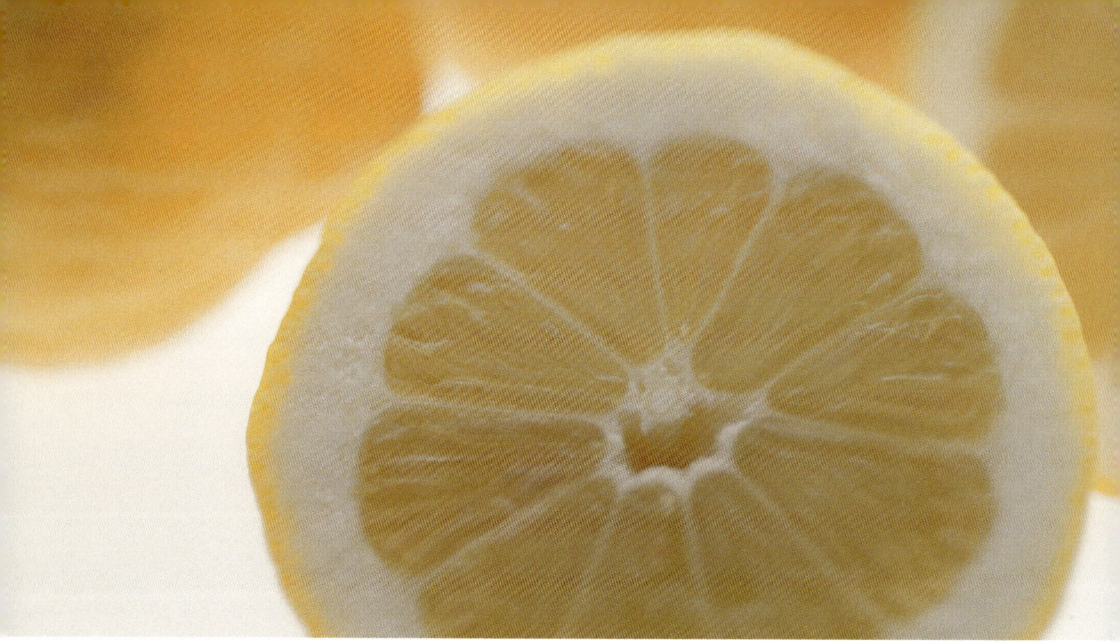

deln und Gewürzen füllen. Bei 200 °C im vorgeheizten Ofen etwa 25 Minuten braten. Zum Hirsch reichen.

Pro Portion:

Kalorien: 413

Obst-/Gemüse-Portionen: 1

Omega-6-FS/Omega-3-FS: 2:1

Besondere Schutzwirkung: Gefäße, Entzündung

## Besser-Esser-Tipp:

Wenn Sie dunkles Fleisch lieben (das sollte allerdings nicht mehr als zweimal wöchentlich auf den Tisch kommen), greifen Sie doch öfters mal zu Wild. Dieses enthält nämlich auffallend wenig Arachidonsäure, eine Fettsäure, die Entzündungen fördert, Alterungsvorgänge beschleunigt und z.B. in Schweinefleisch in großen Mengen enthalten ist. Neben Tomaten liefern vor allem Hagebutten nennenswerte Mengen des orangeroten Farbstoffs Lycopin. Dieser sekundäre Pflanzenstoff zählt zu den Carotinoiden und wirkt sich besonders günstig auf Haut, Gefäße und Prostata aus.

## Geflügel

# Hühnchenbrust in Zartbittersauce mit Schwarzwurzelgemüse

- 2 Hühnchenbrustfilets
- Salz, Pfeffer
- 1 EL Rapsöl
- 450 g Schwarzwurzeln, tiefgekühlt
- 4 EL Rotwein
- 3 EL Orangensaft
- 30 g Zartbitterschokolade (70%)
- 2 EL Sojasahne
- 1 Orangenscheibe

Hühnchen abspülen, trockentupfen, halbieren und mit Salz und Pfeffer einreiben. Im Öl hell anbraten, dann 7–8 Minuten dünsten.
Schwarzwurzeln auftauen lassen und in 800 ml Salzwasser ca. 20 Minuten gar kochen. Herausnehmen und warm halten.
Öl aus der Pfanne abgießen, Rotwein, Orangensaft und 200 ml des Kochwassers aufkochen und 3–4 Minuten köcheln lassen.
Schokolade raspeln und in die Pfanne geben. Mit Pfeffer verrühren. Sojasahne unterrühren und zu Hühnerbrust und Schwarzwurzeln servieren.
Mit je einer halben Orangenscheibe garnieren.

**Pro Portion:**

Kalorien: 377

Obst-/Gemüse-Portionen: 1,5

Omega-6-FS/Omega-3-FS: 3,4:1

Besondere Schutzwirkung: Alterung, Wachstumshormone, Muskelaufbau, Figur, freie Radikale

## Besser-Esser-Tipp:

Schwarzwurzeln zählen zu den inulinreichen Gemüsesorten, die den Blutzuckerspiegel nicht erhöhen. Dadurch wird die Ausschüttung des alt machenden Hormons Insulin verhindert. Dunkle Schokolade ist ein Insulinblocker und enthält zudem eine geballte Ladung an Alterungsschutzstoffen, den sogenannten Polyphenolen. Durch den hohen Gehalt an Arginin und Lysin sowie dem niedrigen Kohlenhydratgehalt regt dieses Gericht (wenn ohne weitere Beilage am Abend genossen) die Produktion von Wachstumshormonen an. Das unterstützt den Muskelaufbau und den Fettabbau.

## Hühnchen exotisch

2 Hühnchenbrüste
3 EL Sojasauce
1 Bund Frühlingszwiebeln
200 g Thai-Auberginen (oder andere Auberginen)
2 EL Rapsöl

Für die Sauce:
150 ml Sojamilch
2 EL Erdnusscreme
1/2 TL Sambal oelek
1 TL Sojasauce
1 TL Zitronensaft
2 TL Sesam

Hühnchenbrust abspülen, trockentupfen und in mundgerechte Stücke schneiden. Mit der Sojasauce 10 Minuten marinieren.
Frühlingszwiebeln putzen, waschen und in etwa 5 cm lange Stücke schneiden.
Die Auberginen in mundgerechte Würfel schneiden. Hühnchenstücke, Frühlingszwiebeln und Gemüsewürfel abwechselnd auf die Spieße stecken und im heißen Öl etwa 8 Minuten braten.
Sojamilch in einem kleinem Topf aufkochen, Erdnusscreme, Sambal oelek, Sojasauce und Zitronensaft einrühren und abschmecken.

Spieße auf 2 Tellern anrichten, mit Sauce und Sesamkörnern garnieren. Dazu passt ein gemischter Salat.

Pro Portion:

Kalorien: 520

Obst-/Gemüse-Portionen: 1

Omega-6-FS/Omega-3-FS: etwa 7:1

Besondere Schutzwirkung: Wachstumshormone, Figur, Muskelaufbau, Östrogene

## Besser-Esser-Tipp:

Der hohe Eiweißgehalt fördert die Ausschüttung von Wachstumshormonen – die sind gut für Figur und Muskelaufbau. Sojamilch liefert wertvolle Pflanzenhormone, die für Wohlbefinden und Attraktivität sorgen. Auberginen besitzen einen hohen Anteil an fettlöslichen Ballaststoffen, die gefährliches LDL-Cholesterin binden und dadurch senken können. Terpene und Kaffeesäure zählen zu den wichtigsten sekundären Pflanzenstoffen, die die Aubergine liefert. Ihnen wird unter anderem eine krebshemmende Wirkung nachgesagt. Auberginen sollten mit Schale verzehrt werden, denn die wichtigen Vitamine B1, B2 und B6 sitzen bei der Frucht vor allem unter der lilafarbenen Haut.

## Hühnchen mit Thaigemüse aus dem Wok

5 g Shiitakepilze

400 g Hühnchenbrustfilet

1 EL Rapsöl

1 Knoblauchzehe

2 cm frischer Ingwer

400 g Pak Choy (ersatzweise Mangold)

100 g Thai-Aubergine (ersatzweise Aubergine)

100 g Sojasprossen

1 EL Sojasauce

1 EL süßsaure Sauce

Kleiner Stängel Thai-Basilikum

1 EL Cashewnüsse

Am Vortag Pilze in Wasser einweichen und kühl stellen.
Hühnchenbrustfilet abspülen, trockentupfen und in Streifen schneiden.
Im Öl anbraten und herausnehmen. Knoblauch und Ingwer schälen und fein schneiden, im restlichen Öl anbraten. Pak Choy waschen, trocknen und in breite Streifen schneiden. Aubergine waschen und in kleine Stücke schneiden, Sojasprossen waschen. Gemüse zum Knoblauch und Ingwer geben und 2 Minuten mitbraten. Pilzwasser abgießen und Pilze klein schneiden. Pilze und Fleisch zum Gemüse geben, mit beiden Saucen und klein geschnittenem Thai-Basilikum würzen. Abschmecken, auf 2 Tellern anrichten und mit den klein gehackten Cashewnüssen bestreuen.

**Pro Portion:**

**Kalorien: 401 kcal**

**Obst-/Gemüse-Portionen: 1**

**Omega-6-FS/Omega-3-FS: 2:11**

**Besondere Schutzwirkung: Herz, Gefäße, Nerven**

## Besser-Esser-Tipp:

Ingwer ist nicht nur ein bewährtes Mittel gegen Magenbeschwerden, sondern kann auch Entzündungsvorgänge im Körper günstig beeinflussen. Knoblauch ist ein wahrer Herzschützer: Seine schwefelhaltigen Verbindungen Ajoen und Allicin beugen einer Verklumpung der Blutblättchen vor. Ajoen hat dabei eine ähnliche starke Wirkung wie Aspirin, konnte bisher aber nur in frischem Knoblauch und nicht in Kapseln nachgewiesen werden. Cashewnüsse liefern eine ordentliche Portion Magnesium. Dieser Mineralstoff ist wichtig für die Übertragung von Nervenimpulsen und die Muskelarbeit (wichtig auch für den Herzmuskel).

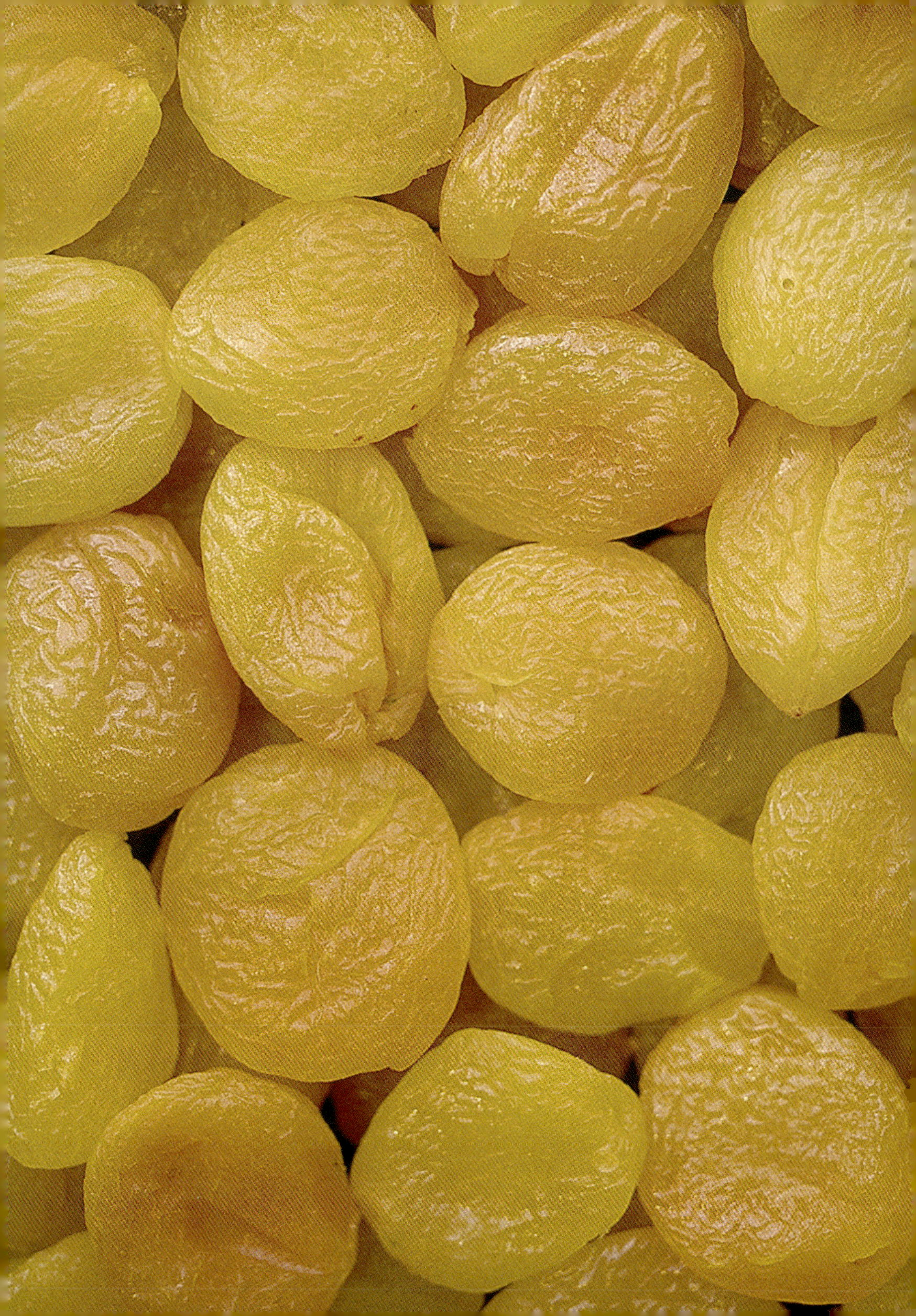

## Aprikosen-Puten-Pfanne 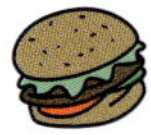

- 300 g Putenbrust
- 3 EL Sojasauce
- 8 getrocknete Aprikosen
- Etwas Apfelsaft
- 80 g Sojasprossen
- 6 Champignons
- 2 EL Rapsöl
- Salz, Pfeffer
- Curry, Ingwer, Safran

Putenbrust waschen, trocknen und würfeln. Mit der Sojasauce marinieren. Aprikosen klein schneiden und im Apfelsaft einweichen. Sojasprossen unter fließendem Wasser abspülen und abtropfen lassen. Champignons abbürsten, Stiel entfernen und vierteln. Fleisch in heißem Öl scharf anbraten. Aprikosen und Champignons zugeben und 5 Minuten dünsten. Sojasprossen zugeben, 2 Minuten mitdünsten und mit den Gewürzen abschmecken.

**Pro Portion:**

Kalorien: 382

Obst-/Gemüse-Portionen: 0,5

Omega-6-FS/Omega-3-FS: 2:1

Besondere Schutzwirkung: Zellen, Abwehrkräfte, Muskelaufbau

### Besser-Esser-Tipp:

Getrocknete Aprikosen zeichnen sich durch einen besonders hohen Gehalt an Beta-Carotin aus. Carotinoide spielen für den Zellschutz und das Immunsystem eine wichtige Rolle. Putenfleisch liefert viel Eiweiß für Figur und Muskelaufbau.

## Fisch

# Lachs mit Spinat

| | |
|---|---|
| 300 g Blattspinat, gefrostet | 1 TL Zitronensaft |
| ca. 300 g Lachsfilet | 50 ml Sojamilch |
| 1 EL Olivenöl | 30 ml Sojasahne |
| 1 Ei | Kräutersalz, Zitronenpfeffer |
| 150 g Quark | Muskat |

Blattspinat in wenig Wasser etwa 10 Minuten dünsten.
Filet abspülen, trocknen, Haut und Knorpel abschneiden.
Lachs in Stücke schneiden und dabei eventuell Gräten entfernen.
Blattspinat und Lachsstücke in eine geölte Auflaufform schichten.
Aus Ei, Quark, Zitronensaft, Sojasahne und -milch und den Gewürzen eine Sauce rühren und über den Auflauf geben.
Im vorgeheizten Backofen bei 200 °C 25 Minuten garen.

**Pro Portion:**

Kalorien: 555

Obst-/Gemüse-Portionen: 1

Omega-6-FS/Omega-3-FS: 1,8:1

Besondere Schutzwirkung: Augen, Herz, Gefäße, Gehirn

## Besser-Esser-Tipp:

Dieses Gericht ist ein »Augenschmaus«! Spinat enthält viel Lutein und Zeaxanthin. Diese Carotinoide schützen den »Sehfleck« (Macula) des Auges vor Altersschäden. Untersuchungen haben nachgewiesen, dass auch Menschen, die zweimal wöchentlich Fisch verzehren, ihr Risiko für altersbedingte Augenkrankheiten senken können. Zudem sind die im Fisch enthaltenen

Omega-3-Fettsäuren wichtig für Herz und Gehirn und halten die Haut jung und faltenfrei. Vitamin C, Zink und Selen – ebenfalls hier reichlich vorhanden – sind ein schlagkräftiges Antioxidantien-Trio, das Altersvorgänge verzögern kann.

## Rotbarsch unter Zucchini

| | |
|---|---|
| 300 g Rotbarschfilets | 2 EL Pinienkerne |
| 1TL Olivenöl | 1 EL Parmesan |
| 1 Zucchino | 1 TL Zitronensaft |
| 1/2 Knoblauchzehe | Salz, Pfeffer |
| 8 Oliven ohne Kern | Oregano |

Fischfilets waschen, trockentupfen und in eine gefettete Auflaufform legen.
Zucchino waschen und grob raspeln.
Knoblauchzehe durch die Knoblauchpresse drücken und zu den Zucchiniraspeln geben.
Oliven klein schneiden und mit gehackten Pinienkernen und geriebenem Parmesankäse zu der Mischung geben. Mit Zitronensaft, Salz und Pfeffer sowie Oregano abschmecken.
Die Zucchini-Paste auf die Filets streichen und im vorgeheizten Backofen bei 180 °C 20 Minuten garen.

**Pro Portion:**

Kalorien: 300

Obst-/Gemüse-Portionen: 1

Omega-6-FS/Omega-3-FS: etwa 2,5: 1

Besondere Schutzwirkung: Testosteron, Wachstumshormon, Figur, Muskelaufbau

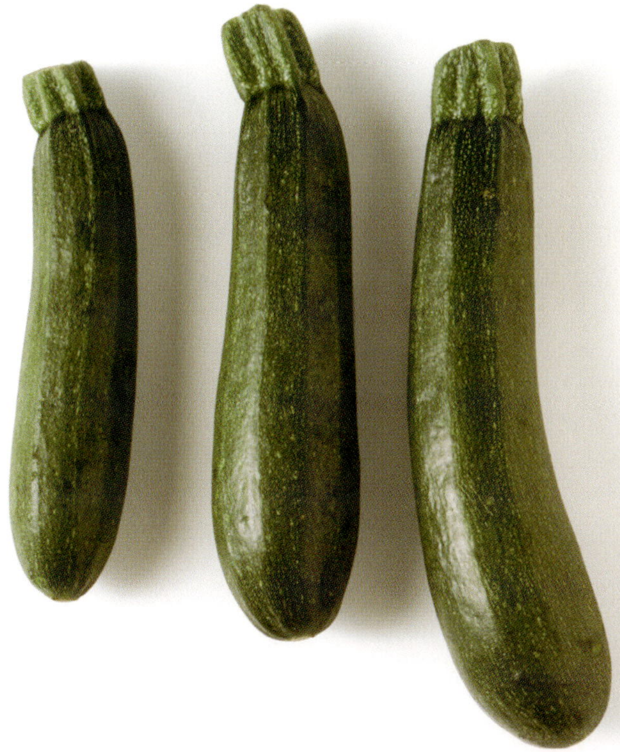

## Besser-Esser-Tipp:

Das Spurenelement Zink ist hier in Fisch, Zucchini und Pinienkernen reichlich enthalten. Zink spielt eine wichtige Rolle beim körpereigenen Alterungsschutz und für die Leistungsfähigkeit der Abwehrkräfte. Zusammen mit den Fettsäuren aus Oliven, Fisch und Pflanzenöl regt es die Produktion des männlichen Hormons Testosteron an. Wenn als Beilage nur ein Salat verzehrt wird, kommt auch die Produktion von Wachstumshormonen, den Figurmodulatoren unseres Körpers, in Gang. Zucchini liefern neben herzschützender Folsäure auch Selen, ein Spurenelement, das für Immunsystem und Alterungsschutz wichtig ist.

Tipp: Verwenden Sie kleine Zucchini, diese sind nicht nur geschmacklich besser, sie liefern auch mehr Vitalstoffe.

## Steinbeißer aus dem Ofen mit Antipasti

| | |
|---|---|
| 300 g Steinbeißerfilets | 1 TL Zitronensaft |
| 1 EL Olivenöl | 50 ml Sojamilch (oder Vollmilch) |
| 3 Tomaten | Kräutersalz, Pfeffer |
| 1 Zwiebel | Paprikapulver |
| 2 Stängel Basilikum | 2 EL Pinienkerne |
| 3 EL klein geschnittene Oliven | 600 g Zucchini |
| 2 EL Kräuterfrischkäse | 1 EL geriebener Parmesankäse |

Fischfilets waschen, trockentupfen und in eine gefettete (ca. 1 Esslöffel Öl) Auflaufform legen.
Tomaten waschen und in Scheiben schneiden.
Zwiebel schälen und fein hacken.
Basilikum waschen und in Streifen schneiden.
Tomaten mit den Basilikumstreifen auf die Filets schichten. Zwiebel darüberstreuen.
Oliven mit Kräuterfrischkäse, Zitronensaft und Sojamilch vermischen und mit den Gewürzen abschmecken. Die Fischfilets mit der Kräutermischung bedecken und im vorgeheizten Ofen bei 180 °C 20 Minuten garen.
Pinienkerne in einer beschichteten Pfanne ohne Öl kurz anrösten, beiseite stellen.
Zucchini waschen und in 1 cm breite Scheiben schneiden und in einer beschichteten Pfanne in 1 Esslöffel hellbraun anbraten. Mit Salz und Pfeffer würzen und vor dem Servieren mit Parmesanspänen und gerösteten Pinienkernen bestreuen.

**Pro Portion:**

Kalorien: 275

Obst-/Gemüse-Portionen: 2

Omega-6-FS/Omega-3-FS: etwa 3:1

Besondere Schutzwirkung: Zellschutz, Haut, Entzündungen, Testosteron

## Besser-Esser-Tipp:

In einer Untersuchung an 14 000 Amerikanern und 3000 Norwegern fanden Wissenschaftler heraus, dass Männer, die im Monat 14 Tomaten essen – also etwa jeden zweiten Tag eine – ein deutlich niedrigeres Risiko haben, an Lungenkrebs zu erkranken (Carper 1996). Neuere Untersuchungen zeigen, dass der Tomatenfarbstoff Lycopin noch mehr kann: Er schützt auch vor anderen Tumoren, senkt das Risiko für Herz-Kreislauf-Krankheiten und schützt die Haut vor UV-Strahlen und vorzeitiger Alterung (Stahl 1996). Fisch liefert neben Fischölen hochwertiges Eiweiß. Olivenöl schützt das Herz durch einfach ungesättigte Fettsäuren.

Pinienkerne zählen zu den Top-Zinklieferanten und enthalten mehr von dem wichtigen Spurenelement als die meisten Fleischsorten. Zink stärkt die Abwehrkräfte, regt beim Mann die Hormonproduktion an und schützt vor freien Radikalen.

# Thunfischspieße

| | |
|---|---|
| 200 g frischer Thunfisch | 1 EL Olivenöl |
| Marinade: | 120 g Kirschtomaten |
| 1/2 Zitrone | 1 grüne und rote Paprika |
| 1 Knoblauchzehe | 2 Peperoni |
| Basilikum, Majoran | 1 rote Zwiebel |
| Salz, Pfeffer | Olivenöl zum Einfetten |

Thunfisch abspülen, trockentupfen, evtl. die dunklen Stellen wegschneiden. Den Thunfisch enthäuten und würfeln.

Zitrone auspressen, Knoblauchzehe durch eine Knoblauchpresse drücken. Kräuter waschen, abtropfen und klein schneiden.

Zitronensaft, Knoblauch, Öl, Kräuter und Gewürze miteinander verrühren.
Tomaten waschen und trockenreiben.
Paprikaschoten und Peperoni waschen, Stiel entfernen, entkernen und in etwa 3 cm große Stücke schneiden. Zwiebel schälen, vierteln und quer durchschneiden.
Fisch und Gemüse abwechselnd auf Spieße stecken und mit der Marinade bestreichen.
Im vorgeheizten Backofen bei 200 °C auf mit Öl bestrichener Alufolie 13–15 Minuten garen. Nach halber Garzeit Spieße wenden.
Dazu einen Salat reichen.

**Pro Portion:**

**Kalorien: 375**

**Obst-/Gemüse-Portionen: 2**

**Omega-6-FS/Omega-3-FS: 1: 2,1**

**Besondere Schutzwirkung: Herz und Gefäße, Gehirn, Zellschutz, Prostata, Haut**

## Besser-Esser-Tipp:

Thunfisch zählt zu den Fischen mit dem höchsten Omega-3-Fettsäure-Gehalt. Diese Fettsäure lindert Entzündungen, schützt vor Arterienverkalkung und hält sogar die Haut länger jung und elastisch. Unterstützt wird diese Wirkung von den »Jungmachern« Lycopin und Vitamin C, die in Tomaten und Paprika reichlich enthalten sind.

# Zander mit Lauchsahne

| | |
|---|---|
| 2 Zanderfilets | 1 EL Olivenöl |
| Salz, Pfeffer | 100 ml Weißwein |
| 1/2 unbehandelte Zitrone | 100 ml Gemüsebrühe |
| 1/2 Bund Petersilie und Thymian | 1 TL Estragon |
| 2 EL Olivenöl | 30 ml Sojasahne (oder Sahne) |
| 1 Stange Lauch | |

Filetstücke abspülen, trockentupfen. Salzen und pfeffern.
Zitrone in Scheiben schneiden, Kräuter waschen, trockenschütteln und hacken.
Zitronenscheiben und Kräuter auf ein entsprechendes Stück Alufolie geben, Zander obenauf geben. Mit Olivenöl beträufeln, Alufolie fest über dem Fisch verschließen.
Im vorgeheizten Backofen bei 200 °C ca. 30 Minuten garen.
Lauch putzen, waschen und in Ringe schneiden. Im Öl anschwitzen, dann Wein und Brühe zugießen und aufkochen.
Estragon einstreuen und 8–10 Minuten bei mittlerer Hitze dünsten.
Sahne dazugeben und abschmecken.

**Pro Portion:**

Kalorien: 337

Obst-/Gemüse-Portionen: 1

Omega-6-FS/Omega-3-FS: 3,7:1

Besondere Schutzwirkung: Wachstumshormon, Testosteron, Figur, Muskulatur, Augen, Herz, Gefäße, Gehirn

## Besser-Esser-Tipp:

Fisch liefert hochwertiges Eiweiß und die Aminosäuren Arginin und Lysin. Wer abends nur das Lauchgemüse als Beilage isst und auf Kohlenhydrate verzichtet, regt dadurch die Produktion von verjüngenden Wachstumshormonen an. Das Spurenelement Zink unterstützt die Bildung des männlichen Hormons Testosteron – das ist nicht nur für Männer wichtig, sondern spielt auch bei Frauen eine wichtige Rolle für Figur und Gesundheit. Wie seine Verwandten Zwiebel und Knoblauch enthält auch Lauch wertvolle schwefelhaltige Senföle. Diese unterstützen Entgiftungsvorgänge und sollen das Risiko für verschiedene Krebserkrankungen verringern. Lauch enthält die wichtigen Carotinoide Lutein und Zeaxanthin, die die Augen jung halten. Bemerkenswert ist auch der Gehalt an B-Vitaminen und Folsäure, die das schädliche Homocystein aus dem Blut schaffen und so Gefäße und Gehirn schützen.

### Vegetarisches

## Tofuchili

- 100 g rote Bohnen
- 100 g Tofu
- 5 Tomaten
- 1 rote und grüne Paprika
- 1 Knoblauchzehe
- 1 rote Zwiebel
- 1 EL Olivenöl
- Salz, Pfeffer
- Chilipulver
- Sambal oelek
- $^1/_2$ Avocado

Bohnen über Nacht in 1 l Wasser einweichen. Im Einweichwasser 60–70 Minuten kochen.

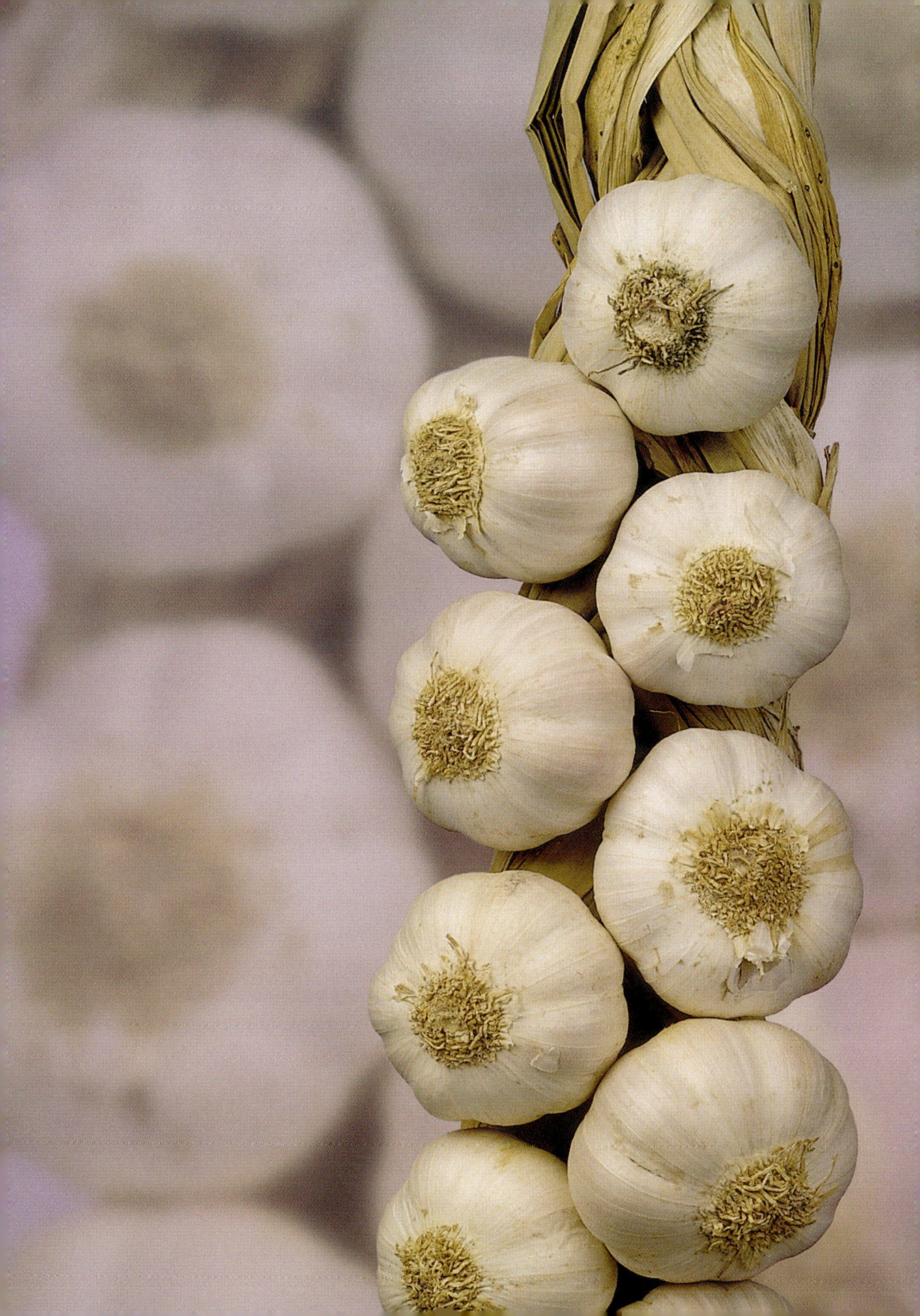

Tofu würfeln. Tomaten waschen, Stielansatz entfernen und würfeln.
Paprika waschen, entkernen und klein schneiden.
Knoblauch und Zwiebel schälen, fein hacken und mit der Paprika im heißen Öl anbraten.
Tomaten und Tofu zugeben und würzen. Im geschlossenen Topf bei mittlerer Hitze dünsten.
Nach 10 Minuten Bohnen zugeben und noch einige Minuten ziehen lassen.
Nochmals abschmecken, auf 2 Teller verteilen und mit Avocadostückchen garnieren.

**Pro Portion:**

Kalorien: 429

Obst-/Gemüse-Portionen: 3

Omega-6-FS/Omega-3-FS: etwa 6:1

Besondere Schutzwirkung: Hormonsystem, Herz-Kreislauf-System, Zellschutz

## Besser-Esser-Tipp:

Tofu und Bohnen liefern östrogenartige Pflanzenhormone. Sie glätten die Haut, stärken die Knochen, senken den Cholesterinspiegel und schützen Herz und Gefäße. Knoblauch und Zwiebeln senken bei regelmäßigem Verzehr ganz deutlich das Risiko für Arterienverkalkung, Herzinfarkt und Schlaganfall, denn ihre schwefelhaltigen Verbindungen beugen der Entstehung von Blutgerinnseln vor. Knoblauch enthält das Spurenelement Selen, das den körpereigenen Schutz gegen alt machende Radikale unterstützt und die Abwehrkräfte stärkt. Der hohe Anteil an einfach ungesättigten Fettsäuren hält die Gefäße elastisch und senkt den Cholesterinspiegel. Bohnen, Tomaten, Paprika und Avocado liefern ein ganzes Bündel an Anti-Aging-Wirkstoffen und versorgen Sie in diesem Gericht mit 3 Gemüseportionen, das bedeutet, dieses Gericht deckt Ihren Tagesgrundbedarf an Gemüse.

# Tofugeschnetzeltes

- 120 g Tofu
- weißer Pfeffer
- Sojasauce
- 1 EL Rapsöl
- 1 Zwiebel
- 120 g Austernpilze
- 1 rote und grüne Paprika
- 3 EL Weißwein
- 150 ml Gemüsebrühe
- Salz, Pfeffer
- Paprikapulver
- 100 ml Sojasahne
- Pflanzliches Bindemittel, evtl. Bindino
- 1 Stängel Petersilie, Kerbel
- Etwas Estragon

Tofu würfeln und mit Pfeffer und Sojasauce marinieren. Tofu kurz anbraten. Aus der Pfanne nehmen.

Zwiebel schälen, fein hacken und in der Pfanne glasig dünsten.

Pilze sauber verlesen und klein schneiden.

Paprikaschoten waschen, Stiel entfernen, entkernen und in dünne Streifen schneiden.

Pilze und Paprika zu den Zwiebeln geben und kurz mit anschwitzen.

Mit Wein und Brühe ablöschen und 5 Minuten köcheln lassen. Mit den Gewürzen abschmecken und die Sojasahne hinzufügen. Eventuell mit pflanzlichem Bindemittel andicken.

Gehackte Kräuter und Tofuwürfel zugeben und verrühren.

**Pro Portion:**

Kalorien: 353

Obst-/Gemüse-Portionen: 2

Omega-6-FS/Omega-3-FS: etwa 6:1

Besondere Schutzwirkung: Hautalterung, Östrogene, Wachstumshormone, Figur, Muskulatur, Abwehrkräfte

## Besser-Esser-Tipp:

Tofu und andere Sojaprodukte sind die asiatischen Phytohormonlieferanten Nummer eins. In 100 g Tofu steckt der Tagesbedarf an diesen östrogenartigen Substanzen. Sie schützen vor Falten und stärken die Knochen. Paprika zählen zu den besonders Vitamin-C-reichen Gemüsesorten. 1 Portion enthält bereits die doppelte Tagesmenge an Vitamin C – und das stärkt das Bindegewebe und verbessert die Abwehrkräfte. Austernpilze enthalten viel Vitamin B für gute Nerven, Vitamin D für feste Knochen und hochwertiges Eiweiß für zahlreiche Körperfunktionen. Aufgrund des hohen Gehalts an Arginin und Lysin wird die Wachstumshormonproduktion angeregt.

Tipp: Falls Sie geräucherten Tofu verwenden möchten, brauchen Sie ihn vorher nicht zu marinieren und anzubraten, sondern Sie geben den Tofu einfach gewürfelt zum Gemüse.

## Tomatensuppe mit roten Linsen

- 1 rote Zwiebel
- 1 Knoblauchzehe
- 1 EL Olivenöl
- 4 Tomaten
- 200 ml Tomatensaft
- 200 ml Gemüsebrühe
- 100 g rote Linsen
- Salz, Pfeffer
- 1 TL Aceto balsamico
- 1 Mozzarella-Kugel
- Kresse

Zwiebel und Knoblauch schälen und fein schneiden. Im Olivenöl andünsten. Tomaten kreuzweise einritzen, mit kochendem Wasser überbrühen und schälen, klein schneiden und in den Topf geben.
Tomatensaft und Brühe zugeben und 10 Minuten köcheln lassen.

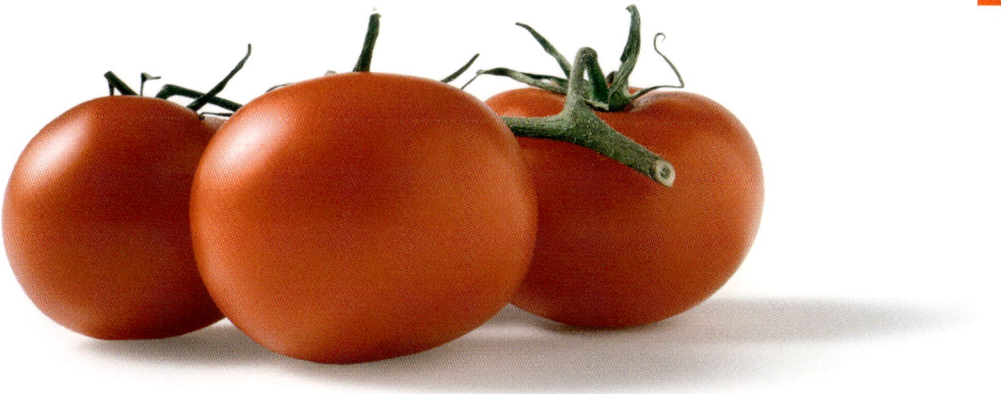

Linsen zugeben, würzen und weitere 10 Minuten köcheln lassen.
Mozzarella in kleine Stücke schneiden.
Die Suppe in 2 Teller geben und den Käse und Kresse darüberstreuen.

**Pro Portion:**

**Kalorien: 447**

**Obst-/Gemüse-Portionen: 2**

**Omega-6-FS/Omega-3-FS: etwa 3:1**

**Besondere Schutzwirkung: Herz und Gefäße, Prostata, Haut, Zellschutz**

## Besser-Esser-Tipp:

Tomaten enthalten große Mengen des roten Farbstoffs Lycopin, der vor vorzeitiger Alterung, vor Herzinfarkt und Prostatakrebs schützen kann. Forscher der Cornell University in Ithaca haben festgestellt, dass durch längeres Kochen der Tomaten mehr Lycopine freigesetzt werden als beim kurzen Dünsten. Durch das Erhitzen werden die Zellhüllen aufgebrochen und damit das Lycopin freigesetzt. Die schwefelhaltigen Eiweißverbindungen in Zwiebeln und Knoblauch verstärken die Schutzwirkung der Tomaten. Linsen liefern hochwertiges Eiweiß und einen niedrigen glykämischen Index. Die Spurenelemente Zink, Kupfer und Mangan stärken die Abwehrkräfte.